Frühkindliche Dysphagien und Trinkschwächen

Daniela Biber

Frühkindliche Dysphagien und Trinkschwächen

Leitfaden für Diagnostik, Management
und Therapie im klinischen Alltag

2. Auflage

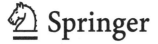 Springer

Daniela Biber
Universitätsklinik für Kinder- und Jugendheilkunde AKH Wien
Wien, Österreich

ISBN 978-3-642-44981-9   ISBN 978-3-642-44982-6 (eBook)
DOI 10.1007/978-3-642-44982-6

Die Deutsche Nationalbibliothek verzeichnet diese Publikation in der Deutschen
Nationalbibliografie; detaillierte bibliografische Daten sind im Internet über
http://dnb.d-nb.de abrufbar.

Springer Medizin
© Springer-Verlag Berlin Heidelberg 2012, 2014

Springer Medizin ist Teil der Fachverlagsgruppe Springer Science+Business Media
www.springer.com

Vorwort

Die Neonatologie der Universitätsklinik für Kinder- und Jugendheilkunde des AKH Wien ist ein weltweit anerkanntes Perinatalzentrum mit der höchsten Versorgungsstufe. Der Schwerpunkt liegt in der Versorgung sehr kleiner Frühgeborener, Risikogeburten und der Behandlung von Neugeborenen mit allen Formen von Fehlbildungen. Grundlage der hohen Leistungsfähigkeit der Klinik ist die Spezialisierung erfahrener Mitarbeiter auf höchstem Niveau unter Berücksichtigung einer ganzheitlichen Medizin und einer engen interdisziplinären Zusammenarbeit.

In Österreich werden jährlich etwa 8000 Kinder zu früh geboren, davon etwa 300 als extrem unreife Frühgeborene mit einem Geburtsgewicht unter 1000 g. Die Grenze der Überlebensfähigkeit wird derzeit bei der 22./23. Schwangerschaftswoche gesehen, wobei in guten Zentren auch die unreifsten Frühgeborenen in der 23. Schwangerschaftswoche Überlebensraten von knapp 50 % erreichen.

Gleichzeitig mit der besseren medizinischen Versorgung ist auch die Anzahl der Kinder mit Problemen im Bereich der oralen Nahrungsaufnahme gestiegen. Ernährungsprobleme im Zusammenhang mit Trinkschwierigkeiten sind im klinischen Alltag bei Frühgeborenen und kranken Säuglingen mittlerweile sehr häufig. Die Ursachen reichen von unreifen Trinkmustern bis hin zu schweren neuromotorischen Funktionsstörungen. Trinkschwierigkeiten können nicht nur den Klinikaufenthalt verlängern, sondern belasten häufig auch die Interaktion zwischen Eltern und Kind.

Die frühe logopädische Therapie gewinnt zunehmend an Wichtigkeit, um den Übergang zu einer vollständig oralen Nahrungsaufnahme zu erleichtern und eine Basis für eine weitere physiologische Entwicklung der Mundfunktionen zu schaffen.

Die Dysphagietherapie bei Erwachsenen hat sich mittlerweile etabliert. Es gibt bisher jedoch sehr wenig deutschsprachige Literatur über logopädische Interventionsmöglichkeiten bei kleinen Säuglingen mit Auffälligkeiten im Trinkverhalten. Die Autorin geht in diesem Fachbuch detailliert auf die logopädische Diagnostik ein und beschreibt praxisnah verschiedene logopädische Therapiemöglichkeiten bei Säuglingen in den ersten Lebensmonaten.

Univ. Prof. Dr. Angelika Berger
Stv. Leiterin der Abt. f. Neonatologie
Pädiatrische Intensivmedizin und Neuropädiatrie
Univ. Klinik f. Kinder- und Jugendheilkunde
Allgemeines Krankenhaus Wien – Universitätskliniken
Medizinische Universität Wien

Inhaltsverzeichnis

Die Rolle der Logopädie bei frühkindlichen Schluckstörungen und Trinkschwächen

Daniela Biber

D. Biber, *Frühkindliche Dysphagien und Trinkschwächen*,
DOI 10.1007/978-3-642-44982-6_1, © Springer-Verlag Berlin Heidelberg 2014

Die logopädische Therapie von Frühgeborenen und von kranken Neugeborenen in neonatologischen Zentren gewinnt zunehmend an Bedeutung. Trotzdem ist die sehr frühe logopädische Therapie von Säuglingen mit Schluckstörungen ein noch sehr unbekanntes Gebiet. Ich erhalte immer wieder verwunderte Blicke, wenn ich von meiner Arbeit mit kleinen Säuglingen berichte: „Was macht bloß eine Logopädin mit so kleinen Babys?" Säuglinge können nicht sprechen, verstehen keine Anweisungen und zeigen nur ein sehr primitives Muster an orofazialen Funktionen. Warum brauchen also Säuglinge schon eine Logopädin?

Die Nahrungsaufnahme ist für Neugeborene nicht nur eine lebensnotwendige Funktion, sie bedeutet auch soziale Interaktion und ist somit die erste Erfahrung mit Kommunikation. Hat ein Baby Hunger, so signalisiert es durch Weinen, dass es gefüttert werden möchte. Die Eltern reagieren auf das Signal des Babys und geben ihm Nahrung, wodurch das Hungergefühl gestillt wird. Gerade in den ersten Wochen ist die Kontaktaufnahme mit dem Säugling über das Füttern sehr intensiv. Kommt ein Kind viel zu früh oder krank zur Welt, ist diese Interaktion zwischen Eltern und Säugling oft nicht möglich, und es besteht oft große Unsicherheit im Umgang mit dem Kind.

Das Trinken und ein physiologisches Saugmuster sind auch der erste Schritt und ein wesentliches Element für eine normale Weiterentwicklung der Mundfunktionen. Wenn keine gute Basis in der Entwicklung der primären orofazialen Funktionen gegeben ist, kann es in der Folge zu einer Beeinträchtigung der weiteren orofazialen Entwicklung und der Sprachentwicklung kommen. Genauso wie ein Kind zuerst sitzen lernen muss, bevor es laufen kann, müssen Babys erst einfache Schluckmuster erlernen, bevor die Mundmotorik so weit ausgereift ist, dass sie auch sprechen lernen können.

Die Aufgaben der Logopädie in der Therapie von Frühgeborenen und kranken Neugeborenen sind – neben einer fundierten logopädischen Begutachtung – die Behandlung von Schluckstörungen, das Anbahnen eines physiologischen Saugens und die Unterstützung von Kindern mit einem unkoordinierten und schwachen Trinken. Ein wesentliches Element der Therapie ist eine intensive Elternberatung, um deren Kompetenz zu stärken und späteren Ess- und Fütterstörungen vorzubeugen.

Die Themen Begleitung und logopädische Therapie von frühgeborenen und kranken Neugeborenen in den ersten Lebensmonaten sowie Beratung der Eltern bilden den Schwerpunkt dieses Buches.

Entwicklung

Pränatale Entwicklung der orofazialen Strukturen

Daniela Biber

D. Biber, *Frühkindliche Dysphagien und Trinkschwächen*,
DOI 10.1007/978-3-642-44982-6_2, © Springer-Verlag Berlin Heidelberg 2014

Die für das Trinken relevanten Strukturen entwickeln sich schon in einer frühen Phase der Schwangerschaft. Im Laufe der pränatalen Entwicklung reifen die Funktionen des Saugens und des Schluckens, sodass das Neugeborene bei einer normalen embryonalen Entwicklung nach der Geburt mit der Fähigkeit ausgestattet ist, Nahrung aufzunehmen. Im Verlauf der weiteren Entwicklung des Kindes modifiziert sich das Trinkverhalten, um die Aufnahmerate pro Mahlzeit und die Aufnahmemenge insgesamt zu steigern (Lau et al. 2000). Für eine erfolgreiche Nahrungsaufnahme sind eine physiologische Reifung, eine ausreichende intrauterine Erfahrung und adäquate Umweltbedingungen nötig.

Die intrauterine Entwicklung wird in 2 Stadien eingeteilt: die Embryogenese und die Fetogenese. Die Embryogenese umfasst die ersten 8 Wochen einer Schwangerschaft vom Zeitpunkt der Befruchtung an. In dieser Zeit werden die Keimblätter ausgebildet, und es entstehen die großen Organsysteme. Ab der 9. Schwangerschaftswoche beginnt die Fetalperiode, in der die Reifungsprozesse der Organe, insbesondere des Nervensystems, ablaufen (Rohen u. Lütjen-Drecoll 2006).

Die Dauer einer Schwangerschaft beträgt im Durchschnitt 266 Tage oder 38 Wochen. Da der Zeitpunkt der Befruchtung oft nicht klar zu bestimmen ist, rechnet man ab dem Zeitpunkt der letzten Periode 40 Wochen dazu, um den ungefähren Geburtstermin festzulegen. So entstehen oft unterschiedliche Zeitangaben, was das Entwicklungsstadium der Schwangerschaft betrifft. Wenn von der 34. Schwangerschaftswoche (p.m.) gesprochen wird, besteht die tatsächliche Schwangerschaftsdauer erst 32 Wochen (p.c.). Deswegen werden im folgenden Abschnitt die Schwangerschaftswochen unterschieden in post conceptionem (p.c.) oder Gestationswoche und in post menstruationem (p.m.).

2.1   4. und 5. Schwangerschaftswoche (p.c.)

Für die Entwicklung des orofazialen Bereiches ist die 4. und 5. Schwangerschaftswoche bedeutend. In dieser Zeit entwickeln sich die Schlundbögen (auch Kiemenbögen, Branchial- oder Pharyngealbögen genannt), aus denen sich die orofazialen und pharyngealen Strukturen entwickeln.

Gegen Ende der 4. Woche sind 6 durch Schlundfurchen getrennte Schlundbogenpaare ausgebildet. Die 4. und 6. Schlundbogenpaare verschmelzen im Laufe der Entwicklung, die 5. sind nur rudimentär angelegt.

Die Schlundbögen bestehen aus einer Schlundbogenarterie, einer Knorpelspange, einem Muskelelement und einem Schlundbogennerv. Die Kerne der Schlundbögen sind mesenchymalen Ursprungs. Außen werden sie von ektodermalem Gewebe überzogen, innen von endodermalem Gewebe (Moore u. Persaud 2003).

Aus dem 1. Schlundbogen (Mandibularbogen) bilden sich Oberkiefer, Unterkiefer, Jochbein und Gehörknöchelchen (außer dem Steigbügel). Aus dem dazugehörigen

Muskelelement wird die Kaumuskulatur gebildet. Als Leitnerv wächst der V. Hirnnerv (N. trigeminus) in den Mandibularbogen ein. Jedoch innervieren nur die kaudalen Äste des N. trigeminus (N. maxillaris und N. mandibularis) die Derivate des 1. Schlundbogens. Der kraniale Ast (N. ophtalmicus) wendet sich zum Stirn- und Nasenwulst.

Der 2. (Hyoidbogen) und der 3. Schlundbogen tragen zur Bildung des Zungenbeins und des Steigbügels bei und bilden zusammen mit den 4. und 6. Schlundbögen die laterale Wand des primitiven Pharynx (Moore u. Persaud 2003).

Aus dem Mesenchym des 2. Schlundbogens entwickeln sich die mimischen Gesichtsmuskeln, der M. stapedius, der M. stylohyoideus und der hintere Anteil des M. digastricus. Der Leitnerv ist der N. facialis (VII. Hirnnerv).

Aus dem 3. Bogen entstehen die oberen Muskeln des Pharynx (Mm. constrictor pharyngis superior und medius, M. salpingopharyngeus und M. stylopharyngeus) und ein Teil der Muskeln des Velums. Der zugehörige Nerv ist der IX. Hirnnerv – N. glossopharyngeus (Endspurt Vorklinik: Anatomie 3 2013).

Aus dem 4. und 6. Schlundbogen wird der Larynx gebildet. Der 4. Schlundbogen ist für den oberen Teil des Kehlkopfes, die äußere Kehlkopfmuskulatur und für einen Teil der Pharynxmuskulatur zuständig. Der Leitnerv ist ein Ast des N. vagus (N. laryngeus superior).

Aus dem 5. und 6. Schlundbogen entstehen der untere Teil des Larnyx, der M. constrictor pharyngis inferior und die innere Kehlkopfmuskulatur mit dem N. laryngeus recurrens als Ast des N. vagus.

Aus den zwischen den Schlundbögen liegenden Schlundfurchen entwickeln sich Paukenhöhle, eustachische Röhre, Gaumenmandel und Nebenschilddrüse. Aus der 1. Schlundfurche bildet sich das Trommelfell.

Die meisten angeborenen Fehlbildungen im orofazialen Bereich entstehen in dieser Zeit der Umbildung des Schlundapparates in adulte Organanlagen.

Der in ◼ Abb. 2.1 dargestellte Embryo ist 5 Wochen alt. Er ist etwa 10 mm lang und hat noch eine stark gekrümmte Form. Kopf- und Schwanzteil sind deutlich zu erkennen. Das Gesicht und die Gliedmaßen sind bereits angelegt; Arme und Beine sind als paddelförmige Fortsätze erkennbar.

2.2   6. bis 9. Schwangerschaftswoche (p.c.)

In der 6. Woche ist der Kopf noch immer stark gebeugt. Das Gesicht bildet sich weiter aus, und es ist schon eine kleine Zunge erkennbar. Nun beginnt auch die Entwicklung des Gaumens. Der harte Gaumen sollte in der 9. Gestationswoche geschlossen sein. Die Entwicklung des weichen Gaumens dauert noch bis zur 12. Woche. Durch fehlende Verschmelzung der sich annähernden Epithelien und der darunterliegenden Mesenchymmassen kann es, in dieser für den Verschluss des Gaumens kritischen Zeit, zur Spaltbildung kommen (Moore u. Persaud 2003).

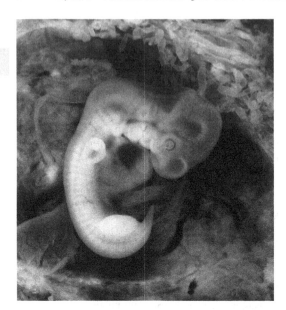

◘ Abb. 2.1 5 Wochen alter Embryo. (Mit freundlicher Genehmigung von Ed Uthman, Houston)

Die Nasenhöhle ist von der Mundhöhle durch die oronasale Membran getrennt. In der 6. Woche rupturiert diese Membran. Bleibt die Verbindung von Nasen- zur Mundhöhle verschlossen, kommt es nach der Geburt durch diese Choanalatresie zu Trinkproblemen, da das Neugeborene nicht durch die Nase atmen kann.

Die Augen, die noch seitlich am Kopf sitzen, beginnen sich einander anzunähern, und der Sehnerv entwickelt sich. Auch die Gliedmaßen des Embryos wachsen. Die Armknospen werden länger, und Finger erscheinen.

Die orale Region ist der erste Bereich, der auf taktile Stimuli reagiert. In ◘ Abb. 2.2 ist ein 7 Wochen alter Embryo zu sehen. Er ist etwa 2 cm lang. Der abgewinkelte Arm stößt mit dem Daumen immer wieder gegen den Mundbereich. Durch diese taktil-haptische Stimulation öffnet der Embryo bereits den Mund.

Das Ende der 8. Woche kennzeichnet auch das Ende der Embryogenese. Der Embryo ist 5 cm lang und wiegt etwa 9 g. Die inneren Organe sind nun vollständig angelegt. Das Gesicht nimmt immer mehr Formen an. Die Nasenspitze und 20 Zahnknospen für die Milchzähne haben sich gebildet.

Ab der 9. Woche spricht man von der Fetogenese. In dieser Phase erfolgen die Entwicklung der Organe und die Ausdifferenzierung des Gewebes. Sie beginnt beim Menschen mit dem 61. Schwangerschaftstag und löst damit die Embryogenese ab. Nun beginnt die Zeit der Reifung und der Bildung von komplexen Verbindungen zwischen Sinnesorganen, Nervensystem und Motorik.

◘ **Abb. 2.2** 7 Wochen alter Embryo (p.c.): Stimulation der oralen Region durch die Hände. (Mit freundlicher Genehmigung von Ed Uthman, Houston)

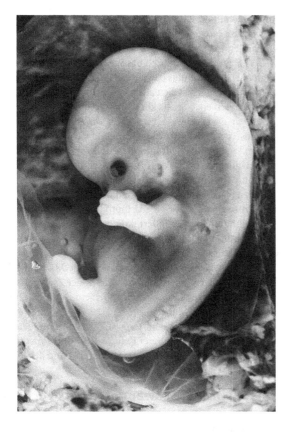

Der Kopf richtet sich auf, und der Fötus bekommt immer mehr menschliches Aussehen. Die Augen sind vorne im Gesicht, und die Ohren befinden sich seitlich am Kopf. Die Augenlider wachsen und bedecken die Augen, die für die nächsten Monate geschlossen bleiben. Bedingt durch die Beugehaltung der Arme, kommt es häufig zu einem Hand-Mund-Kontakt. Schwimmt der Daumen zufällig in den Mund, kann man bereits ein erstes Daumenlutschen beobachten.

2.3   10. bis 22. Schwangerschaftswoche (p.c.)

In der 11. Woche misst das Baby vom Kopf bis zum Steiß 5 cm und wiegt etwa 25 g. Auf der Zunge erscheinen die Fadenpapillen (Papillae filiformes). Erste Haarfollikel finden sich in der Gesichtshaut. Die Stimmbänder sind so weit ausgebildet, dass der Fetus Laute erzeugen kann. Erste Reflexe treten auf, da die Sensibilität der Haut bereits vorhanden ist (Jastrow 2011).

Der Daumen stößt durch passive Bewegungen immer wieder gegen die orofaziale Region. Dieser Stimulus bewirkt ein reflektorisches Öffnen und Schließen des Mundes. Diese Bewegungen stellen ein erstes, primitives Saugmuster dar. Als Reaktion auf das Saugen treten erste Schluckbewegungen auf.

Ab der 17. Woche zeigt der Fötus vermehrt Saug- und Schluckbewegungen. Dieses Muster ist gekennzeichnet durch „Nuckeln", eine Vor- und Rückbewegung der Zunge, regelmäßiges Mundöffnen und rhythmische Kieferbewegungen. Der Fötus trinkt täglich die Hälfte des Fruchtwassers. Gegen Ende der Schwangerschaft schluckt der Fötus 400 ml. Dieser Anteil wird hauptsächlich vom fetalen Darm resorbiert und über den plazentaren Kreislauf in die mütterliche Blutbahn abgegeben. Trinkt der Fötus unzureichend und ist die Urinproduktion auf Grund der ungestörten plazentaren Versorgung nicht vermindert, kommt es zu einer vermehrten Fruchtwasserbildung (Polyhydramnion). Dies kann ein erster Hinweis auf eine Schluckstörung oder eine Ösophagusatresie sein (Götte u. Nicolai 2010).

Ab der 18. Schwangerschaftswoche ist die Mimik des Babys immer ausgeprägter. Bewegungen der Lippen, Herausstrecken der Zunge und häufiges Mundöffnen sind zu beobachten. Der Fötus nuckelt an seinem Daumen. Durch dieses häufige Üben des Saugens reift das Schluckmuster.

Es kommt jetzt zu einem starken Wachstum mit deutlicher Größenzunahme des Gehirns. Die Reifung weiterer Reflexe deutet auf zunehmende Bildung von Synapsen und auf die funktionelle Reifung des Gehirns und des Rückenmarks hin.

2.4   23. bis 38. Schwangerschaftswoche (p.c.)

Die Vollendung der 23. Schwangerschaftswoche gilt derzeit als notwendige Bedingung für das Überleben eines frühgeborenen Kindes mit medizinischer Hilfe. Vor allem die Lungenreife ist für das Überleben entscheidend. Frühgeborene in dieser Schwangerschaftswoche können zwar schon schlucken und zeigen ein unreifes Saugmuster, sind aber noch nicht in der Lage, das Saugen und Schlucken mit der Atmung zu koordinieren. Deswegen können sehr kleine Frühgeborene noch nicht oral ernährt werden. Das in ◘ Abb. 2.3 dargestellte Frühgeborene ist in der 24. Schwangerschaftswoche zur Welt gekommen. Es braucht noch Unterstützung bei der Atmung und wird über eine Nasogastralsonde ernährt.

Zwischen der 30. und 34. Woche reift auch die sog. Saug-Schluck-Atem-Koordination, also die Koordination von Saugen, Schlucken und Atmen; zudem sind die oralen Reaktionen leicht auslösbar. Bei der Therapie und der Diagnostik von unreifen Frühgeborenen ist diese späte Reifung der Koordination zu beachten. Beim Trink-

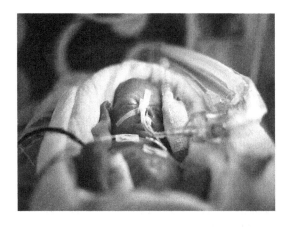

❏ **Abb. 2.3** Frühgeborenes in der 24. Schwangerschaftswoche

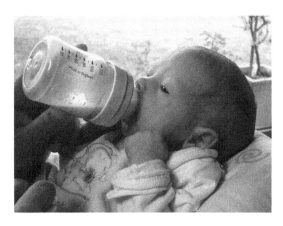

❏ **Abb. 2.4** Reifes Neugeborenes

verhalten von Frühgeborenen vor der 33. Woche ist ein unreifes Muster erkennbar. Die Frühgeborenen brauchen viele Pausen, um zu schlucken und zu atmen. Es treten länger andauernde Schluckapnoen als bei reif geborenen Kindern auf, und es kommt immer wieder zu Sauerstoffsättigungsschwankungen und Bradykardien während des Trinkens (▶ Kap. 6). Erst nach der 34. Woche ist ein koordinierter, rhythmischer Ablauf von Atmen, Saugen und Schlucken möglich.

Spätestens nach der 36. Woche ist die Reifung der orofazialen Funktionen so weit abgeschlossen, dass das gesunde Neugeborene keine Probleme mehr bei der Nahrungsaufnahme hat. Die Ausreifung des orofazialen Systems ist bei der Geburt aber noch lange nicht abgeschlossen.

Das in ◨ Abb. 2.4 dargestellte gesunde Neugeborene ist in der 39. Schwanger-schaftswoche geboren worden. Es zeigt ausgeprägte orale Reflexe und Reaktionen sowie eine gute Saug-Schluck-Atem-Koordination.

Literatur

Endspurt Vorklinik (2013) Anatomie 3. Thieme, Stuttgart

Götte K, Nicolai T (2010) Pädiatrische HNO Heilkunde. Elsevier, München

Jastrow H (2011) Fakten und Zeitangaben zur menschlichen Entwicklung

Lau C et al (2000) Characterization of the developmental stages of sucking in preterm infants during bottle feeding. Acta Paediatr 89:846–852

Moore K, Persaud T (2003) Embryologie: Entwicklungsstadien – Frühentwicklung – Organogenese. Urban & Fischer, München

Rohen J, Lütjen-Drecoll E (2006) Funktionelle Embryologie: Die Entwicklung der Funktionssysteme des menschlichen Körpers. Schattauer, Stuttgart

Orale Reflexe Neugeborener und deren Entwicklung

Daniela Biber

D. Biber, *Frühkindliche Dysphagien und Trinkschwächen*,
DOI 10.1007/978-3-642-44982-6_3, © Springer-Verlag Berlin Heidelberg 2014

Ein gesundes Neugeborenes ist mit einer Vielzahl oraler Reflexe bzw. oraler Reaktionen ausgestattet, die ihm die überlebenswichtige Nahrungsaufnahme sichern. Das Baby kann auf Grund seiner Entwicklung und den anatomischen Gegebenheiten in den ersten Lebensmonaten nur Flüssigkeiten zu sich nehmen. Durch eine reflektorische Reaktion auf orale Reize ist das Kind fähig, die Nahrungsquelle zu finden, zu saugen und zu schlucken.

Der Suchreflex (Rooting-Reflex) bereitet den Säugling auf die Nahrungsaufnahme vor und ist so der erste Reflex der oralen Ablaufkette. Das Kind wendet sich der Nahrungsquelle zu und öffnet den Mund. Durch Berührung der Lippen und der Zunge wird der Saugreflex initiiert. Der Saugreflex ist eng mit dem Schluckreflex verbunden. Der Schluckreflex wird ausgelöst, sobald eine gewisse Menge an Flüssigkeit die Schluckreflextriggerareale passiert. Der Beißreflex beeinflusst das rhythmische Öffnen und Schließen des Kiefers beim Trinken. Das durch die Reflextätigkeit beim Trinken entstehende Saugmuster ist eine ganzheitliche Bewegung aller orofazialer Strukturen.

Der bei Säuglingen leicht auslösbare Würgreflex schützt den Säugling vor festen Nahrungsbestandteilen, die das Verdauungssystem noch nicht bewältigen kann. Der Hustenreflex schützt vor Eindringen der Nahrung in die Lunge.

Bei einem wachen, hungrigen Säugling (◘ Abb. 3.1) sind der Such-, der Beiß- und der Saugreflex leicht auszulösen. Ist das Kind jedoch satt und müde, wendet es sich von der Nahrungsquelle weg. Zudem nimmt die Intensität der reflektorischen Reaktionen stark ab oder ist gar nicht mehr vorhanden, wohingegen der Würgreflex stärker ausgeprägt ist. Auch ein zu häufiger Reiz kann die Inhibition einer Reaktion bewirken. Da die oralen Reflexe nicht immer auf die gleiche Art auslösbar, reproduzierbar und in gewissem Rahmen auch bewusst beeinflussbar sind, spricht man in diesem Zusammenhang auch von oralen Reaktionen oder koordinierten reflektorischen Bewegungen.

Die Reflexe entwickeln sich schon intrauterin. Somit ist auch das Konzeptionsalter des Säuglings durch sein motorisches Verhalten relativ genau bestimmbar: Ein Frühgeborenes hat ein anderes Reflexverhalten als ein reif geborenes Kind. Auch der Zeitpunkt des Überlagerns eines Reflexes hängt mit dem Konzeptionsalter zusammen und ist daher in etwa vorhersagbar, immer vorausgesetzt, dass die Entwicklung nicht durch andere Störungen verzögert ist.

Die oralen Reflexe sind in den ersten Lebenswochen und Monaten eines Kindes zu beobachten; sie sind die Bausteine zur Entwicklung von kontrollierbaren, motorischen Bewegungsabläufen. Sie verändern sich im Laufe der Entwicklung und werden durch höhere Funktionen unterdrückt. Sensorische Stimuli werden an motorische Aktivitäten gekoppelt. Aus einem reflexgesteuerten Bewegungsmuster entsteht langsam eine willkürliche, bewusste Motorik. Dabei spielen die neurologische Reife, aber auch die Möglichkeiten und die Umgebung des Kindes eine wichtige Rolle (van den Engel-Hoek 2008). Das Überlagern von Such-, Saug- und Beißreflex ist für das Erlernen und die Entwicklung reifer oraler Bewegungsmuster von entscheidender Bedeutung. Zwischen dem 4. und 6. Lebensmonat sind die meisten Reflexe nicht mehr obligatorisch und

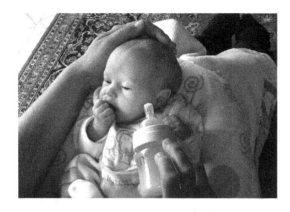

◘ Abb. 3.1 Bei einem wachen, hungrigen Säugling sind orale Reflexe leicht auslösbar

werden in willentlich steuerbare Bewegungen umgebaut. Ein Persistieren dieser Reflexe ist pathologisch und hemmt die Entwicklung.

Ein Fehlen, Persistieren oder eine Asymmetrie der frühkindlichen Reflexe können auf eine frühkindliche Hirnstörung hindeuten. Das genaue Überprüfen der (oralen) frühkindlichen Reflexe hat in der Diagnostik von Kindern mit Dysphagien einen hohen Stellenwert. Bei Auffälligkeiten muss immer ein Neuropädiater hinzugezogen werden.

3.1 Rooting-Reflex oder Suchreflex

Der Suchreflex ist der erste Reflex, der an der oralen Ablaufkette zur Nahrungsaufnahme beteiligt ist. Der Suchreflex bewirkt das Hinwenden zum Reiz und das Öffnen und Spitzen der Lippen. Er wird durch eine Berührung der Wange oder des Mundwinkels ausgelöst.

Die Reaktion auf diesen Reiz ist in den ersten Lebenswochen noch ein unkontrolliertes Suchen (◘ Abb. 3.2). Im Laufe der weiteren Entwicklung wendet sich das Baby kontrolliert dem Reiz zu. Dieser Reflex tritt ab der 30. Schwangerschaftswoche (p.m.) auf und ist im Alter von 3 bis 4 Monaten nicht mehr nachweisbar (Illing 1998).

3.2 Phasischer Beißreflex

Der Beißreflex ist schon in der 28. Schwangerschaftswoche (p.m.) vorhanden und sollte bis zum 10. Lebensmonat nicht mehr nachweisbar sein. Er bildet die Vorstufe zum späteren Kauen und ist zwischen dem 4. und 7. Lebensmonat besonders stark ausgebildet. Der Beißreflex wird ausgelöst durch Berührung der Zahnleisten und äußert sich durch schnelles, schnappendes Schließen des Kiefers ohne spezifische Druckan-

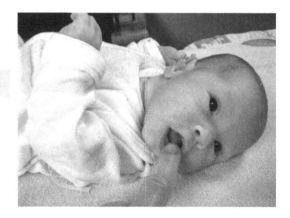

◘ Abb. 3.2 Rooting-Reflex
bei einem Neugeborenen

passung (Prosiegel et al. 2010). Er unterstützt das Schließen des Kiefers, sobald sich der Sauger oder die Mamilla im Mund befindet.

3.3 Saugreflex

Der Saugreflex ist eng an den Schluckreflex gebunden und ist bis zu einem Alter von ungefähr 4 Monaten auslösbar. Die einzelnen Sequenzen des Saugens und des Schluckens lösen sich reflektorisch aus. Nach etwa 1 bis 3 Saugbewegungen folgt der Schluckreflex.

Der Saugreflex wird durch Berührung des vorderen Drittels der Zunge und durch Berührung der Lippen ausgelöst. Das Baby spitzt und öffnet den Mund und umschließt den Sauger oder die Mamilla mit den Lippen. Dabei ist die Unterlippe leicht nach außen gestülpt. Der Mundschluss wird beim Säugling durch einen wulstartigen inneren Lippensaum (pars villosa) erleichtert. Die eingelagerten Fettpölster in den Wangen halten die Zunge in Mittellinie und verhindern ein laterales Abweichen. Die Saugbewegung beginnt mit einer Retraktionsbewegung der Zunge. Anschließend drückt die Zunge rhythmisch und in Wellenbewegungen von ventral nach dorsal den Sauger gegen den harten Gaumen (Götte u. Nicolai 2010). Das Baby zeigt an der Brust jedoch ein etwas anderes Saugmuster als an der Flasche. So sind beim Saugen aus der Flasche die Bewegungen von M. masseter und M. mentalis weniger ausgeprägt und die Aktivitäten von M. orbicularis oris und M. buccinator sind stärker (Watson Genna 2008).

3.4 Würgreflex

Das Auslösen des Würgreflexes ruft eine Zungenprotrusion, eine Extension des Kopfes und des Kiefers, eine Kontraktion des Pharynx, des weichen Gaumens und ein weites Öffnen der Augen hervor. Diese umgekehrte peristaltische Bewegung schützt den Säugling vor dem Eindringen von Fremdkörpern oder fester Nahrung. Der Würgreflex ist bereits in der 26. Schwangerschaftswoche vorhanden und ist bei Termingeborenen stark ausgebildet. Die Reflextriggerung bei taktiler Reizung erfolgt schon im vorderen Mundraum (Prosiegel et al. 2010). Bis zum 6. Lebensmonat verlagert sich der Würgreflex immer weiter nach hinten. Erst dann ist ein Füttern mit dem Löffel möglich.

Ein hyperaktiver Würgreflex ist oft bei neurologisch auffälligen Kindern zu beobachten, kann aber auch bei bestimmten Störungsbildern völlig fehlen (z. B. bei Möbius-Sequenz). Ein zu ausgeprägter Würgreflex verhindert die physiologische Nahrungsaufnahme. Auch durch Sauger mit einem zu langen Saugteil oder durch zu große Schnuller kann der Würgreflex ausgelöst werden. Der Würgreflex bleibt lebenslang als Schutzmechanismus erhalten.

3.5 Zungenprotrusion

Bei Berührung der Zungenspitze eines Neugeborenen zeigt sich eine Zungenprotrusion, wobei die Zunge jedoch die Lippengrenze nicht überschreitet. Dieser Reflex schwächt sich im Alter von 4 bis 6 Monaten ab, wenn das Kind beginnt, mit dem Löffel zu essen.

3.6 Transversaler Zungenreflex

Dieser Reflex wird durch Berührung des seitlichen Zungenrandes ausgelöst. Die Zunge bewegt sich daraufhin zum Reiz und der Zungenrand hebt sich. Diese Reflexantwort hat für das Neugeborene noch wenig Bedeutung in Bezug auf die Nahrungsaufnahme, stellt jedoch ein Bewegungsmuster zur Verfügung, das im Alter von 6 bis 8 Monaten zu einer lateralen Zungenbewegung beim Kauen führt (Morris u. Klein 2001). In der Diagnostik kann dieser Reflex zur Überprüfung des N. hypoglossus herangezogen werden.

3.7 Übersicht der oralen Reflexe

Die folgende Tabelle (◼ Tab. 3.1) zeigt eine detaillierte Auflistung der oralen Reflexe, der dabei primär beteiligten Hirnnerven und das Alter, bis zu dem die Reflexe nachweisbar sind.

■ Tab. 3.1 Orale Reflexe

Reflex	Auslöser	Reaktion	Hirn-nerv	Zeitpunkt
Suchreflex (Rooting-Reflex)	Berührung der Wange oder des Mundwinkels	Drehung des Kopfes zum Reiz, Öffnen der Lippen	V, VII, XI	Vorhanden bis zum 3./4. LM
Phasischer Beißreflex	Berührung des Zahnfleisches	Rhythmisches Öffnen und Schließen des Kiefers	V	Physiologisch bis zum 10. LM
Saugreflex	Berührung der Lippen oder des vorderen Drittels der Zunge	Spitzen der Lippen und Saugbewegungen	V, VII, XII	Vorhanden bis zum 4. LM
Würgreflex	Berührung des hinteren Drittels der Zunge	Kontraktion von Rachen und weichem Gaumen, Zungenprotusion	IX, X	Bleibt bestehen, verlagert sich aber nach hinten
Schluckreflex	Berührung der Schluckreflex-triggerareale	Schlucken	IX, X	Bleibt bestehen
Zungenprotrusion	Berührung der Zungenspitze	Protrusion bis zur Lippengrenze	XII	Auslösbar bis 4./6. LM
Transversaler Zungenreflex	Berührung der Zungenränder	Zunge bewegt sich zum Reiz; Zungenrand hebt sich	XII	Vorhanden bis zum 10. LM

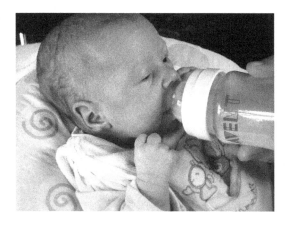

3.8 Reflexe, die den Zusammenhang zwischen Hand und Mund zeigen

Es gibt einige Reflexe, welche die neurologische und funktionelle Verbindung zwischen dem orofazialen Bereich und der Hand zeigen. Das Wissen um diese enge Wechselbeziehung kann auch gut in die Therapie integriert werden.

3.8.1 Palmarer Greifreflex

Der Reflex besteht ab der 30. Schwangerschaftswoche und wird durch Druck auf die Handinnenfläche ausgelöst. Die Reflexantwort ist eine Beugung der Finger. Bei gleichzeitigem Zug verstärkt sich der Faustschluss. Der palmare Greifreflex steht in engem Zusammenhang mit dem Saugverhalten des Neugeborenen. Sobald das Baby kräftig zu saugen beginnt, verstärkt sich das Fausten auch ohne Druck gegen die Handfläche.

Beim Saugen führt das Baby die gefausteten Hände Richtung Gesicht (■ Abb. 3.3). Wird die Faust geöffnet oder die Hand gestreckt, hört das Neugeborene zu saugen auf.

Zu beobachten ist das Fausten der Hände während des Trinkens vor allem bei hungrigen Kindern. Sobald ein gewisser Sättigungsgrad erreicht ist, öffnen die Babys die Faust. Beim Füttern mit der Flasche ist häufig zu beobachten, dass der Säugling durch Strecken der Finger zeigt, dass er mit der Milchmenge überfordert ist oder eine Unterbrechung will. An der Brust hat das Baby die Möglichkeit den Kopf abzuwenden. Beim Trinken mit der Flasche geht der Fütternde oft mit der Flasche mit, wenn das Kind den Kopf dreht. Dann versucht es, durch Strecken der Arme und Finger zu signalisieren, dass es eine Pause braucht oder schon satt ist. Der palmare Greifreflex

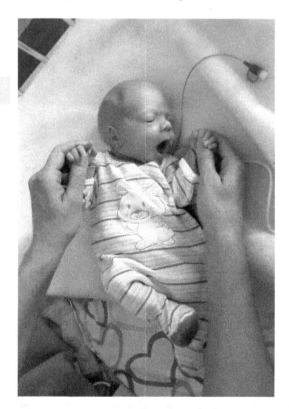

◻ **Abb. 3.4** Babkin-Reflex

ist bis zu einem Alter von 5 bis 6 Monaten physiologisch. Danach verhindert er den Handstütz und ein koordiniertes Greifen.

3.8.2 Babkin-Reflex (Mund-Hand-Reflex)

Zur Überprüfung des Babkin-Reflexes drückt man mit den Daumen die Basis der beiden Handflächen des Säuglings. Als Reaktion auf diesen Reiz öffnet sich der Mund des Kindes. Der Kopf macht eine Drehung und eine Vorwärtsbeugung. Die Augen schließen sich (◻ Abb. 3.4).

Der Babkin-Reflex sollte bis zur 10. Lebenswoche integriert sein. Ab der 12. Woche könnte er ein Zeichen für eine spastisch-motorische Fehlentwicklung sein. Wenn dieser Reflex bei der infantilen Zerebralparese persistiert, darf man beim Füttern die Handinnenflächen des Kindes nicht berühren.

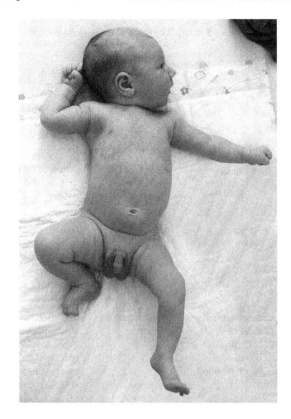

Abb. 3.5 Asymmetrisch-tonischer Nackenreflex oder Fechterstellung bei einem 4 Wochen alten Säugling

3.8.3 Palmomental-Reflex

Bei Beklopfen oder Bestreichen des Daumen- oder Kleinfingerballens erfolgt eine gleich- oder beidseitige Kontraktion der Kinnmuskulatur. Dieser Reflex ist bei Neugeborenen physiologisch. Er ist bei Erwachsen in Kombination mit anderen oralen Reflexen (Such- und Saugreflex) bei diffusen Hirnschädigungen in einem frühen Stadium auslösbar.

3.8.4 Asymmetrisch-tonischer Nackenreflex

Der Reflex wird ausgelöst, indem der Kopf des Säuglings zur Seite gedreht wird. Als Reflexantwort werden die Gliedmaßen in Blickrichtung gestreckt und auf der Gegenseite gebeugt (sog. Fechterstellung) (☐ Abb. 3.5).

■ **Tab. 3.2** Frühkindliche Reflexreaktionen – die Verbindung von orofazialem Bereich und Hand

Reflex	Reiz	Reaktion	Zeitpunkt
Palmarer Greifreflex	Druck gegen die Handfläche	Fingerbeugung und Faustschluss; Verstärkung des Faustschlusses beim Saugen	Pathologisch ab dem 5. LM
Babkin-Reflex	Beidseitiger Druck auf die Basis der Handfläche	Öffnen des Mundes, Drehung und Hebung des Kopfes	Bis zur 12. Woche; persistiert manchmal bei infantiler Zerebralparese
Palmomental-Reflex	Beklopfen des Daumen- oder Kleinfingerballens	Gleich- oder beidseitige Kontraktion der Kinnmuskulatur	Neugeborenenalter – bei Erwachsenen mit hirnatrophischen Prozessen frühzeitig auslösbar
Asymmetrisch-tonischer Nackenreflex (ATNR) oder Fechterstellung	Seitwärtsdrehung des Kopfes	Die Extremitäten der dem Gesicht zugewandten Seite sind gestreckt, die der Hinterhauptseite sind gebeugt	Wird ab der 6. Woche inhibiert; pathologisch ab dem 6. LM

Für eine physiologische, orofaziale Entwicklung eines Kleinkindes ist die Inhibierung des asymmetrisch-tonischen Nackenreflexes ab der 6. Lebenswoche wichtig. Beim Persistieren dieses Reflexes ist keine Hand-Mund-Koordination möglich. So kann z. B. ein in der Hand gehaltenes Spielzeug nicht oral exploriert werden, da sich der in Blickrichtung befindliche Arm streckt. Durch die tonisch fixierte Haltung sind weder Seitwärtsdrehung, Symmetrie noch ein Aufrichten gegen die Schwerkraft möglich.

3.8.5 Übersicht frühkindlicher Reflexe, die den Zusammenhang zwischen Hand und Mund zeigen

Die folgende ■ Tabelle 3.2 gibt einen Überblick über frühkindliche Reflexe, bei denen der funktionelle und neurologische Zusammenhang zwischen Mund und Hand ersichtlich ist.

Literatur

Götte K, Nicolai T (2010) Pädiatrische HNO Heilkunde. Elsevier, München

Illing S (1998) Das gesunde und das kranke Neugeborene. Enke, Stuttgart

Morris S, Klein M (2001) Mund- und Esstherapie bei Kindern: Entwicklung, Störungen und Behandlung orofazialer Fähigkeiten. Urban & Fischer, München

Prosiegel M et al (2010) Dysphagie: Diagnostik und Therapie: ein Wegweiser für kompetentes Handeln. Springer, Heidelberg

van den Engel-Hoek L (2008) Fütterstörungen. Schulz-Kirchner, Idstein

Watson Genna C (2008) Supporting sucking skills in breastfeeding infants. Jones & Bartlett Publishers, Sudbury, MA

Kindliches Schlucken und die Entwicklung der orofazialen Funktionen

Daniela Biber

D. Biber, *Frühkindliche Dysphagien und Trinkschwächen,*
DOI 10.1007/978-3-642-44982-6_4, © Springer-Verlag Berlin Heidelberg 2014

Die Fähigkeit des Trinkens entwickelt sich beim Kind kontinuierlich ab der 9. Schwangerschaftswoche. Ein gut koordiniertes Trinkverhalten ist ab der 34. Schwangerschaftswoche zu erwarten. Bei der Geburt muss sich der Säugling vom Schlucken in einer flüssigen Umgebung umstellen. Nun muss er beim Trinken – neben dem Saugen und Schlucken – auch die Atmung integrieren. Beim Schlucken müssen zusätzlich die Atemwege so geschützt werden, dass keine Nahrung in die Lunge kommt.

Das Trinkverhalten eines Neugeborenen erscheint auf den ersten Blick einfach und reflexgesteuert. Bei genauerer Betrachtung sieht man das komplexe Muster dieser enormen Fähigkeit, mit der ein gesunder Säugling ausgestattet sein muss. Das Trinken gestaltet sich als eine komplexe Einheit und erfordert die Koordination von 31 Muskelgruppen und 5 Hirnnerven. Eine zentrale Anpassung an das Bolusvolumen, an die Viskosität, den Geschmack und andere Charakteristika des Bolus modifizieren das „reflexartige" Trinkverhalten des Neugeborenen. Dabei sind sensorische Erfahrungen wichtig, um die Entwicklung des Gehirns zu fördern. Intraorale und pharyngeale sensorische afferente Fasern des Systems von N. trigeminus und N. glossopharyngeus bewirken die Auslösung und die Modulierung eines Schluckaktes (Barlow 2009).

In den ersten Lebenstagen durchläuft die Saug-Schluck-Atem-Koordination einen signifikanten Reifungsprozess und passt sich immer besser den äußeren Bedingungen an. Das in ◘ Abb. 4.1 dargestellte Neugeborene ist erst wenige Tage alt. Auch bei gesunden Neugeborenen treten in den ersten Lebenstagen Koordinationsprobleme auf. Das Trinkverhalten reift in Korrelation mit der neuromuskulären und anatomischen Entwicklung und wird von verschiedenen Faktoren und sensorischen Erfahrungen beeinflusst. Jede Entwicklungsstufe beinhaltet Elemente aus der vorhergehenden und ist gleichzeitig die Basis für den nächsten Entwicklungsschritt.

Im Laufe des kindlichen Heranreifens entwickeln sich aus primitiven, ganzheitlichen Bewegungs-, Haltungs- und Reflexmustern differenzierte Bewegungen. Die Nahrungsaufnahme eines Neugeborenen wird durch orale Reflexe und Reaktionen sichergestellt. Sie sind in dieser Phase lebensnotwendig und bilden die Basis für eine weitere Entwicklung der oralen Funktionen. Bleiben diese Reflexe jedoch bestehen bzw. treten sie im Erwachsenenalter bedingt durch eine neurologische Erkrankung wieder auf, inhibieren sie die Entwicklung und führen zu einer Behinderung der oralmotorischen Bewegungsabläufe.

Basale Funktionen wie eine intakte Kopf- und Rumpfkontrolle sind eine weitere Voraussetzung für das Erlernen feinmotorischer Kiefer-, Lippen- und Zungenbewegungen.

Der richtige Körpertonus, eine altersgemäße motorische und sensorische Entwicklung, die Entwicklung der allgemeinen Koordinationsfähigkeit sowie eine psychosoziale Reife sind untrennbar mit der Weiterentwicklung der primären Mundfunktionen verbunden.

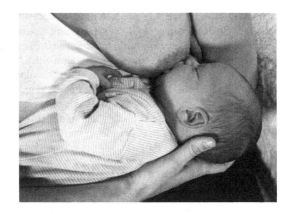

4.1 Physiologie des kindlichen Schluckens

Der Schluckakt eines Neugeborenen unterscheidet sich deutlich von dem eines Erwachsenen. Die Größenverhältnisse, andere anatomische Strukturen und Funktionsweisen zeigen bei Kindern ein zu Erwachsenen unterschiedliches Bild der Nahrungsaufnahme. Im Folgenden werden die 5 Phasen des kindlichen Schluckens beschrieben.

> **Die kindlichen Schluckphasen**
> 1. Die präorale Phase (Vorbereitung auf die Nahrungsaufnahme)
> 2. Die orale Vorbereitungsphase (Saugen und Bolusbildung)
> 3. Die orale Transportphase (Transport der Milch aus dem Mundraum in den Pharynx)
> 4. Die pharyngeale Phase (Transport durch den Pharynx)
> 5. Die ösophageale Phase (Transport durch die Speiseröhre bis zum Magen)

4.1.1 Präorale Phase

Ein gesundes Neugeborenes signalisiert Hunger meist durch Schreien. In diesem wachen, hungrigen Zustand sind alle oralen Reflexe und Reaktionen besonders stark ausgeprägt. Schmatz- und Suchbewegungen vermitteln dem Versorger, dass das Baby trinken möchte. Auch der Geruch spielt schon im Neugeborenenalter eine große Rolle. So wendet sich ein hungriges Baby instinktiv der Mutter zu und beginnt zu suchen.

Spürt das Kind einen Reiz an der Wange, wendet es den Kopf in Richtung der Stimulation und öffnet den Mund. Diese Suchreaktion, auch Rooting-Reflex genannt, ist bei einem satten, müden Baby nur sehr schwer auszulösen. Spürt das Kind den Sauger oder die Mamilla an den Lippen oder am Zahnfleisch, beginnt es, den Kiefer rhythmisch zu öffnen und zu schließen, bis es einen Stimulus auf der Zunge spürt. Dann beginnt das Baby mit dem Saugen. Es faustet die Hände in der Nähe des Gesichtes und zieht die Beine an. Damit erreicht der Säugling eine Beugung der Schultern und der Hüftgelenke. So bringt sich das Kind automatisch in eine gute, physiologische Trinkhaltung, die auch vom Fütternden unterstützt werden sollte.

4.1.2   Orale Vorbereitungsphase

Sobald ein Säugling einen Stimulus auf der Zunge spürt, beginnt er, mit Hilfe des Saugreflexes zu saugen. Die notwendige Kieferstabilität wird durch Fetteinlagerungen, die zwischen M. masseter und M. buccinator lokalisiert sind, gewährleistet. Diese Fett- oder Saugpölster verhindern auch ein Einziehen der Wangen und halten die Zunge in Mittellinie. Bei einem gesunden Neugeborenen sind die Saugpölster gut ausgeprägt (◘ Abb. 4.2). Frühgeborenen fehlen diese Fetteinlagerungen. Durch die fehlende Stabilität zeigen sie oft ein zu weites Öffnen und Schließen des Kiefers und verlieren dadurch immer wieder den Kontakt zum Sauger. Bei älteren Kindern verlieren die Saugpölster ihre Wichtigkeit, da sie durch bessere neurologische Kontrollmöglichkeiten eine aktive Stabilisierung und Tonisierung der Wangen bewirken können.

Die Lippen sind beim Saugen leicht nach vorne gestülpt und umschließen den Sauger oder die Mamilla. Beim Neugeborenen ist der Lippenschluss noch nicht gut ausgeprägt, und es kann zum Herauslaufen von Milch kommen (Drooling).

Die Zunge füllt beim Neugeborenen den gesamten Mundraum aus und ist in direktem Kontakt mit dem Gaumen, den Wangen und den Lippen. Auf Grund dieser anatomischen Verhältnisse kann die Zunge beim Saugen in den ersten 4 bis 6 Lebensmonaten nur eingeschränkte Bewegung durchführen (Suckling). Unterstützt werden die Zungenbewegungen durch vertikale Kieferbewegungen. Erst durch das Wachstum der Mandibula entsteht im Mundraum mehr Platz für Auf- und Abbewegungen der Zunge (Sucking). Da die Zunge den Mund ausfüllt, ist dem Säugling eine Mundatmung nicht möglich.

Nach 1 bis 3 Saugbewegungen wird normalerweise ein Schluckreflex ausgelöst. Beim Saugen berührt das Velum die Zungenbasis und verhindert so ein vorzeitiges Eindringen der Milch in den Pharynx. Die aktive Absenkung des Velums beim Saugen wird durch Kontraktion des M. palatoglossus bewirkt. Gleichzeitig werden so die Atemwege für die Nasenatmung freigehalten. In dieser Phase kann der Säugling gleichzeitig saugen und atmen.

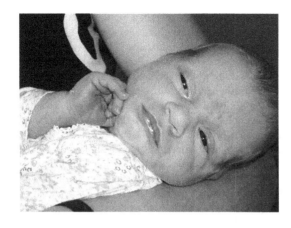

☑ **Abb. 4.2** Neugeborenes mit ausgeprägten Saugpöls-tern

4.1.3 Orale Phase

Die orale Phase ist bei Säuglingen sehr kurz. Sie beginnt mit einer Retraktionsphase der Zunge und endet mit dem Eintritt des Bolus in den Pharynx. Die Milch wird auf der medianen Zungenfurche gehalten und in einer peristaltischen Bewegung entlang des Saugers oder der Mamilla Richtung Pharynx befördert.

Der Säugling sammelt die Milch beim Saugen zwischen Velum und Epiglottisspitze im Bereich der Valleculae. In diesem Bereich befindet sich das sekundäre Triggerareal. Ist diese „Kammer" aufgefüllt, wird der Schluckreflex getriggert und die Atmung unterbrochen (Feuerbach u. Freyschmidt 2007).

In dieser Phase ist ein sensorisches Feedback über Bolusgröße, Temperatur, Geschmack und Lokalisation des Bolus besonders wichtig. Der Säugling erkennt Muttermilch am besten; sie ist somit für ihn am leichtesten zu schlucken (Arvedson u. Brodsky 2002).

4.1.4 Pharyngeale Phase

Die exakte anatomische Lokalisation der verschiedenen Schluckreflextriggerpunkte ist bis heute noch nicht genau definiert. Beim Erwachsenen unterscheidet man 4 Triggerareale: Gaumenbögen, Uvula und Pharynxhinterwand bilden das primäre Triggerareal. Im Bereich der Valleculae befindet sich das sekundäre Triggerareal. Im Recessus piriformis liegt das tertiäre Areal und im Aditus laryngis das quartiäre.

Bei Säuglingen dürfte jedoch das sekundäre Triggerareal im Bereich der Valleculae am stärksten ausgeprägt sein. Der Abstand zwischen Mundhöhle und Valleculae ist im Säuglingsalter sehr gering. Beim älteren Kind nimmt der Abstand zwischen Valleculae und Mundhöhle zu. Daher ist eine Schlucktriggerung im Bereich der Valleculae nicht mehr ausreichend. Eine altersgemäße Reifung des primären Triggerareals, der Gaumenbögen und der dorsalen Pharynxwand ist daher für die optimale Kontrolle des Schluckaktes notwendig (Feuerbach u. Freyschmidt 2007).

Das Velum hebt sich beim Schluckakt gegen die Pharynxhinterwand und schließt so den Nasopharynx ab, um eine nasale Regurgitation der Milch zu verhindern.

Der Rückstoß der Zungenbasis gegen den Passavant-Wulst bewirkt eine Schubkraft auf den Bolus. Die Pharynxmuskulatur kontrahiert sich bei Säuglingen stärker als bei Erwachsenen, da durch die hohe Lage des Larynx (beim Säugling auf Höhe C3 und C4) und des Hyoids die superiore/anteriore Bewegung von Hyoid und Larynx nicht kräftig genug ausgeführt werden kann. Die Stimmlippen und die Taschenfalten schließen sich.

Die abgesenkte Epiglottis leitet den Bolus seitlich in den Sinus piriformis. Der obere Ösophagussphinkter wird relaxiert und passiv durch die superiore, anteriore Bewegung des Larynx geöffnet, wobei das Bewegungsausmaß bei Kindern geringer ist als beim Erwachsenen (Bartolome et al. 1999). Der Bolus wird durch die pharyngeale Kontraktion und durch den hypopharyngealen Saugpumpstoß weiter durch den geöffneten ösophagealen Sphinkter in den Ösophagus befördert.

Durch den laryngealen Verschluss tritt kurzfristig eine Schluckapnoe ein, die von den Babys normalerweise gut toleriert wird. Bei neurologisch auffälligen Kindern und bei Frühgeborenen kann sie jedoch zu einer respiratorischen Krise führen.

4.1.5 Ösophageale Phase

Nach Eintritt in den Ösophagus verschließt sich der obere Sphinkter wieder, und die Atemwege werden geöffnet. Durch peristaltische Bewegungen wird der Bolus durch den Ösophagus und den unteren Ösophagussphinkter in den Magen befördert.

4.2 Anatomische Unterschiede im orofazialen Bereich zwischen Neugeborenen und Erwachsenen

Die Größenverhältnisse der schluckrelevanten Strukturen sind bei Erwachsenen und Neugeborenen unterschiedlich. Diese Unterschiede haben große Auswirkungen auf die Physiologie des Schluckens. In ◘ Abb. 4.3 sind diese Unterschiede dargestellt. Die anatomischen Besonderheiten eines Neugeborenen beeinflussen sowohl die Zungenbewegungen als auch das Schluckmuster.

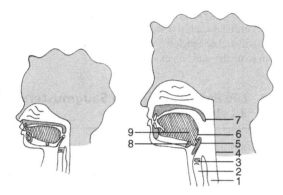

◻ Abb. 4.3 Anatomische Unterschiede im orofazialen Bereich zwischen Säuglingen und Erwachsenen. 1 Ösophagus, 2 Trachea, 3 Larynx, 4 Pharynxhinterwand, 5 Epiglottis, 6 Valleculae, 7 weicher Gaumen, 8 Hyoid, 9 Zunge. (Mit freundlicher Genehmigung von K. Biber)

4.2.1 Mundhöhle

Beim Neugeborenen wird fast die gesamte Mundhöhle von der Zunge ausgefüllt. Der Unterkiefer ist im Verhältnis zum Oberkiefer kleiner, und in den Wangen befinden sich die Saugpölster, die den Kiefer während des Saugens stabilisieren. Die gesamte Zunge berührt in Ruhelage den Gaumen, die Zahnleisten oder Wangen sowie die Lippen. Durch die eingeengten anatomischen Strukturen kann der Säugling in den ersten Lebensmonaten nur durch die Nase atmen. Nasale Obstruktionen können zu schwerwiegenden Trinkproblemen führen.

Durch die engen Verhältnisse im Mundraum kann sich die Zunge während des Saugens nur horizontal und wellenförmig bewegen. Der Abstand zwischen Zungengrund und Velum ist bei Säuglingen wesentlich geringer als beim Erwachsenen. Dies ist ein weiterer Vorteil, um die Atmung während des Saugens sicherzustellen.

4.2.2 Pharynx

Der Nasopharynx und der Hypopharynx bilden eine Einheit. Der Oropharynx bildet sich erst mit dem Längenwachstum des Kindes. Die Epiglottis und das Velum berühren oder überlappen sich. Damit ist eine sichere Atmung während des Saugens gewährleistet. Der Winkel zwischen Nasopharynx und Schädelbasis ist noch stumpf.

4.2.3 Larynx

Der Larynx befindet sich bei Neugeborenen auf Höhe des III. und IV. Halswirbels. Bei Erwachsenen steht der Kehlkopf wesentlich tiefer (C7 oder C8). Die Stimmlippen sind noch sehr kurz. Die Lamina propria ist undifferenziert; das Ligamentum vocale ist noch unreif. Geschlechtsspezifische Merkmale sind in den ersten Lebensjahren nicht feststellbar. Die Epiglottis von Neugeborenen ist im Verhältnis zu der von Erwachsenen schmaler und länger.

4.3   Die Entwicklung des Saugmusters in den ersten 3 Lebensmonaten

Das frühe Saug-Schluck-Muster ist charakterisiert durch eine ganzheitliche, rhythmische Bewegung aller orofazialen Strukturen. Zunge, Unterlippe, Mandibula und Hyoid führen gemeinsam eine Protrusions-Retraktionsbewegung durch, wobei die Retraktionsphase die betontere ist. Die neurologische Kontrolle erfolgt subkortikal.

Die anatomischen Besonderheiten des Neugeborenen führen zu einem – im Vergleich zu Erwachsenen – unterschiedlichen Schluckmuster und erleichtern ihm die Nahrungsaufnahme. Der Pharynx ist wesentlich kürzer, Larynx und Hyoid liegen höher, die Aryknorpel sind im Vergleich zum Larynxeingang größer. Weicher Gaumen, Zunge und Epiglottis stehen enger zusammen. Bedingt durch den Larynxhochstand ist es dem Säugling möglich, gleichzeitig zu atmen und zu saugen.

4.3.1   Die 1. Saugphase (Suckling)

Die Zunge berührt Mundboden, Gaumen und seitlich die Zahnleisten und Wangen. Durch den fehlenden Bewegungsraum kann die Zunge keine Auf- und Abbewegungen durchführen. Dieses 1. Saugmuster wird als Suckling oder „Leck-Saugen" bezeichnet. Unterstützt wird die Zungenbewegung durch ein betontes Öffnen und Schließen des Kiefers. Die Zunge überschreitet bei den Vor- und Rückbewegungen während des Saugens nie die Lippengrenze (Morris u. Klein 2001). Der Lippenschluss ist in dieser Phase noch nicht vollständig; es tritt noch ein physiologisches Drooling auf (◘ Abb. 4.4).

In dieser 1. Saugphase wird beim Trinken das Schlucken vom Saugen initiiert. Wird dem Kind Nahrung in den Mund gespritzt, ohne dass es die Möglichkeit für Saugbewegungen hat, ist die Gefahr der Aspiration sehr hoch (van den Engel-Hoek 2008). Das 1. Saugmuster verändert sich im Laufe der ersten Lebensmonate. Durch das Größenwachstum der orofazialen Strukturen und eine neuromuskulären Reifung differenzieren sich die Zungenbewegungen.

Die oralen Reflexe sind in den ersten 3 Lebensmonaten bei einem wachen, hungrigen Säugling noch stark ausgeprägt. Der Begriff „Reflex" ist jedoch nicht ganz richtig, da es sich bei diesen oralen Reaktionen nicht um Vorgänge handelt, die ständig wiederholbar sind. Ist das Baby satt und müde, sind die Reflexe nicht mehr so dominant und auch nicht mehr so leicht auszulösen. Ingram (1962) nannte die oralen Reflexe

◘ Abb. 4.4 Der inkom-
plette Mundschluss und
das Herauslaufen von Milch
(Drooling) ist in den ersten
3 Monaten noch physiolo-
gisch

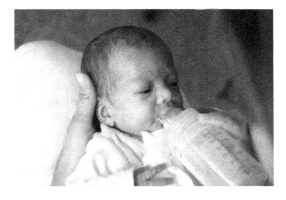

deshalb: neonatale Mundreaktionen. Die vorherrschende Haltung beim Trinken ist ein Beugemuster. Durch diese Flexionshaltung ist das Kind automatisch in einer physiologischen Trinkposition.

4.3.2 Koordination von Saugen, Schlucken und Atmen

Die Fähigkeit zur Nahrungsaufnahme des Säuglings ist durch intrauterine Erfahrungen und orofaziale Reflexe und Reaktionen so weit vorbereitet, dass die Ernährung sofort nach der Geburt sichergestellt ist. Saugen und Schlucken sind als Einzelfunktionen pränatal schon gut ausgeprägt. Allerdings muss der Säugling nach der Geburt die Atmung in die Saug-Schluck-Koordination integrieren. Während des Saugens kann das Kind auf Grund der anatomischen Verhältnisse weiteratmen. Die Atmung muss aber während des Schluckens unterbrochen werden und danach wieder einsetzen. Bei Reifgeborenen entwickelt sich diese Koordinationsfähigkeit sehr schnell innerhalb der 1. Lebenswoche.

Bei Erwachsenen wird das Schlucken bei 75–95 % in der expiratorischen Phase der Atmung initiiert, bei Neugeborenen nur bei 39 %. Die Atempause oder Schluckapnoe dauert dann zwischen 0,5 und 1,5 Sekunden, um das Schlucken anzupassen. Dann sollte die Atmung wieder mit einer Expirationsphase einsetzen, um eine mögliche postdeglutitive Aspiration zu verhindern (Barlow 2009).

In den ersten Tagen nach der Geburt treten während des Trinkens noch häufig ein kurzer Atemstillstand, eine Herabsetzung der Respirationsrate und des Atemvolumens auf. Gesunde Neugeborene tolerieren diese kurzfristigen Sättigungsschwankungen normalerweise sehr gut, und nach einigen Tagen verschwinden diese Koordinationsprobleme wieder (Arvedson u. Brodsky 2002).

Rosen et al. stellten in einer Studie fest, dass von 150 Neugeborenen 10 % während des Trinkens hypoxisch wurden. Bei manchen Kindern war die Hypoxie kombiniert mit einer Bradykardie. Diese Kinder zeigten später eher Auffälligkeiten im Zentralnervensystem. Rosen et al. vermuten, dass die Verhinderung der Atmung auf Grund von Rezeptoren im Larynx zu Stande kommt, da sich die Sauerstoffsättigung in den Trinkpausen wieder normalisiert (Rosen et al. 1984).

In den ersten Lebenstagen eines gesunden Neugeborenen regulieren sich diese Koordinationsprobleme durch sensomotorische Erfahrungen und die Reifung der Nervenbahnen. Bei Frühgeborenen und bei Säuglingen mit neurologischen Auffälligkeiten sind diese Koordinationsschwierigkeiten stärker ausgeprägt und häufig ein Grund für schwerwiegende Trinkprobleme.

4.4   4. und 5. Lebensmonat: Die 2. Saugphase (Sucking)

Das reflexartige Trinkmuster von Säuglingen entwickelt sich in den ersten Lebensmonaten immer weiter. Die reflektorischen Reaktionen werden langsam durch willkürliche und bewusste Motorik ersetzt. Bei dieser Entwicklung spielen die neurologische Reifung, aber auch die Erfahrungen, die Möglichkeiten und die Umgebung, in der das Kind aufwächst, eine große Rolle (van den Engel-Hoek 2008). Auch die veränderten anatomischen Gegebenheiten erlauben eine größere Vielfalt an Bewegungen.

Ab dem 4. Lebensmonat beginnt die 2. Saugphase (Sucking oder „Pump-Saugen"); sie ist durch einen langsamen Abbau der primitiven Reflexe und eine gewisse kortikale Kontrolle gekennzeichnet. Zu diesem Zeitpunkt haben sich die anatomischen Verhältnisse im Mundinnenraum verändert: Eine größere Mundhöhle ermöglicht der Zunge nun auch Auf- und Abbewegungen mit stärkerer Aktivität der inneren Zungenmuskulatur. Ein verstärkter Lippenschluss ist bei den Auf- und Abbewegungen der Zunge notwendig. Der Lippenschluss hat zur Folge, dass nun ein größerer Unterdruck im Mundraum entsteht, wodurch die Nahrung stärker in den Mundraum gezogen werden kann. Durch die stärkere Aktivität der Zunge werden die Bewegungen des Kiefers kleiner.

4.5   6. bis 8. Lebensmonat

Spätestens im 6. Lebensmonat beginnen Säuglinge, vom Löffel zu essen. Voraussetzung für diese Art der Nahrungsaufnahme sind die Abnahme der Reflexaktivität und eine weitere neurologische Reifung. Suchreflex, Saugreflex und Zungenprotrusion sollten zu diesem Zeitpunkt nicht mehr auftreten.

Ab dem 6. Lebensmonat zeigt ein Baby schon eine gute Kopf- und Rumpfkontrolle. Durch die zunehmende Körperstabilität wird der Kiefer in seiner Entwicklung beeinflusst. Eine gute Kieferstabilität ist nur durch eine solide Kopf- und Rumpfstabilität möglich. Der Kiefer bildet nun die Basis für differenzierte Zungen- und Lippenbewegungen.

🔲 **Abb. 4.5** Das orale Erkunden ist eine wichtige Voraussetzung für die Rückverlagerung des Würgreflexes

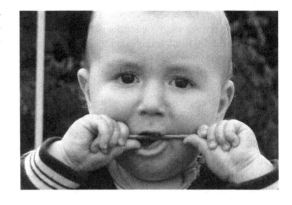

🔲 **Abb. 4.5** Das orale Erkunden ist eine wichtige Voraussetzung für die Rückverlagerung des Würgreflexes

Es entwickeln sich erste, noch sehr undifferenzierte Lateralbewegungen der Zunge. Der phasische Beißreflex wird abgebaut und mit der Zeit durch diagonal-rotatorische Kieferbewegungen ersetzt. Die Saugpölster werden langsam absorbiert, da der Kiefer nicht mehr so viel passive Stabilität benötigt.

Nun beginnt das intensive orale Explorieren von Gegenständen und Nahrungsmitteln. Voraussetzung hierfür ist eine sichere Hand-Mund-Koordination. Beim oralen Erkunden wird der Gegenstand oft so weit in den Mund gesteckt, bis der Würgreflex ausgelöst wird. Mit diesen Manövern wird der Würgreflex nach hinten verlagert; das Kind bereitet sich auf festere Nahrung vor (🔲 Abb. 4.5).

Beim Essen vom Löffel ist in diesem Alter ein guter Lippenschluss notwendig, da die Zunge noch ein Vor-und-zurück-Bewegungsmuster oder Auf-und-ab-Bewegungsmuster zeigt. Anfangs versuchen die Kinder, die Nahrung vom Löffel zu „saugen"; durch die Zungenbewegungen wird noch viel Nahrung aus dem Mund gestoßen. Es bedarf einiger Übung, bis der Übergang von Saugbewegungen zur Löffelfütterung gelingt. Das Kaumuster ist noch geprägt von stereotypen vertikalen Bewegungen, die mit einer Auf- oder Abbewegung der Zunge kombiniert werden. Dieses Muster wird auch als „Mampfen" bezeichnet.

Ein weiterer wichtiger Entwicklungsschritt ist das bewusste Öffnen des Mundes, sobald das Kind einen Löffel sieht. Hierzu bedarf es einer guten Kieferstabilität, um den Mund ruhig offen zu halten, bis der Fütternde die Nahrung in den Mund führt.

4.6 9. bis 12. Lebensmonat

Den meisten Kindern wird zu diesem Zeitpunkt feste Nahrung angeboten. Zuerst versuchen die Kinder, diese durch saugende Bewegungen zu zerkleinern, erlernen aber mit viel Übung das Kauen mit Hilfe von transversalen Zungenbewegungen und rotierenden Kieferbewegungen. Zu Beginn der Entwicklung des Kauens werden manchmal noch zu große Stücke geschluckt. Durch Erfahrung und sensorisches Feedback lernt das Kind, wann es genug gekaut hat und den Bissen gut für das Schlucken vorbereitet hat. Der Würgreflex tritt auf, wenn das Kind einen zu großen Bissen verschluckt (van den Engel-Hoek 2008).

Bei Kindern mit Hypersensibilität im orofazialen Bereich ist der Würgreflex stark ausgeprägt. Sie schaffen oft den Übergang zur festen Nahrung nicht und essen besonders lange nur breiförmige Kost. Sobald ein festerer Nahrungsbestandteil im Brei ist, beginnen sie zu würgen und verweigern das Essen. Orofaziale Hypersensibilität tritt auch bei Kindern mit normaler Entwicklung auf. Mütter beschreiben diese Kinder oft als besonders heikel. Jede Abweichung des gewohnten Speiseplans ruft Abwehr hervor. Die Kinder stecken nichts in den Mund, was sie nicht kennen. Auffallend oft wollen genau diese Kinder auch nicht „matschen" oder im Sand spielen und sind sehr auf saubere Hände bedacht.

Die Zungenspitzenelevation ist eine der wichtigsten Fortschritte in dieser Phase. Etwa im 10. Lebensmonat beginnt die Zunge, sich von den mandibulären Bewegungen zu separieren. Beim Schlucken wird nun die Zungenspitze angehoben, und die Lippen können geöffnet bleiben. Die Nahrung der Kinder besteht nun zunehmend aus grob gehackten Bestandteilen. Die deutlich wahrnehmbaren Stückchen werden im Mund von der Zungenmitte von einer Seite zur anderen geschoben. Die Lippen helfen, die Nahrung vom Löffel zu bekommen, und sind beim Kauen aktiv.

Mit 12 Monaten gelingt das selbstständige Essen bereits recht gut (◻ Abb. 4.6). Auch das Trinken aus einem Becher oder einem Glas ist schon gut möglich. Dabei können die Kinder mehrere Schlucksequenzen hintereinander bewältigen. Es ist auf jeden Fall sinnvoller, das Kind aus einem Becher oder Glas trinken zu lassen, als harte Schnabelbecher zu verwenden. Die Aufsätze dieser Trinklerntassen verhindern, dass sich die Zungenspitze beim Schlucken hebt. Die Zunge muss also wieder eine Vor-und-zurück-Bewegung beim Schlucken machen und wird somit an einer Weiterentwicklung gehindert.

4.7 2. und 3. Lebensjahr

Im 2. und 3. Lebensjahr entwickeln sich bei einem gesunden Kind die höhere kortikale Kontrolle und die sensorische Integration immer mehr. Die mimische Muskulatur, Zungen-, Lippen- und Kieferbewegungen werden immer differenzierter und passen sich dem unterschiedlichen Nahrungsangebot an. Auf der Basis von stabilen Kieferbewegungen kann die Zunge immer unabhängigere Bewegungen durchführen.

Im 3. Lebensjahr ähneln die orofazialen Bewegungen und das Schluckmuster immer mehr denen eines Erwachsenen. Selbstständige, differenzierte Zungen- und Kieferbewegungen sind möglich, und das Kauen ist eine rhythmische, gut koordinierte

Abb. 4.6 12 Monate altes Kind beim Essen

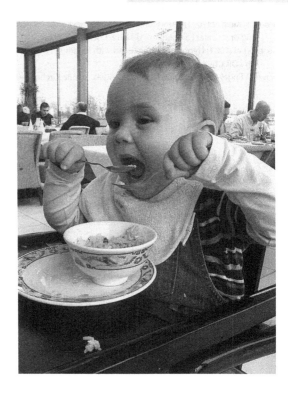

Bewegung. Fehlen den Kindern die Erfahrungen durch die Nahrungsaufnahme, so kann sich das auf die Sprachentwicklung auswirken.

Literatur

Arvedson J, Brodsky L (2002) Pediatric swallowing and feeding. Singular Publishing Group, Albany, NY

Barlow S (2009) Central pattern generation involved in oral and respiratory control for feeding in the term infant. Curr Opin Otolaryngol Head Neck Surg 17(3):187–193. doi:10.1097/MOO.0b013e32832b312a

Bartolome et al (1999) Schluckstörungen: Diagnostik und Rehabilitation, 2. Aufl. Urban & Fischer, München

Feuerbach S, Freyschmidt J (2007) Handbuch diagnostische Radiologie, Gastrointestinales System. Springer, Heidelberg

Ingram T (1962) Clinical significance of the infantil reflexes. DMCN 4:159–169

Morris S, Klein M (2001) Mund- und Esstherapie bei Kindern: Entwicklung, Störungen und Behandlung orofazialer Fähigkeiten. Urban & Fischer, München

Rosen et al (1984) Hypoxemia associated with feeding in the preterm infant and fullterm neonate. Am J Dis Child 138:623–628

van den Engel-Hoek L (2008) Fütterstörungen. Schulz-Kirchner, Idstein

Orale Funktionen und gesamtmotorische Entwicklung im 1. Lebensjahr

Daniela Biber

D. Biber, *Frühkindliche Dysphagien und Trinkschwächen,*
DOI 10.1007/978-3-642-44982-6_5, © Springer-Verlag Berlin Heidelberg 2014

Die Entwicklung der mundmotorischen Fähigkeiten eines Kindes ist immer eingebettet in seine gesamtmotorische Entwicklung. Sensomotorische Fähigkeiten im Bereich der Nahrungsaufnahme sind im Zusammenhang mit der allgemeinen neurologischen Reife, dem Körpertonus und der psychosozialen Entwicklung zu sehen. Die Fähigkeiten, die ein Kind bei der Nahrungsaufnahme zeigt, können nie isoliert beurteilt werden. Die Körperstabilität, der Tonus und allgemeine sensorische Reaktionen spiegeln sich immer im orofazialen Bereich wider. Auch die psychosozialen Erfahrungen, die das Kind in den ersten Lebensmonaten macht, prägen die weitere Entwicklung im Bereich der orofazialen Funktionen.

Die Haltung des reifen Neugeborenen ist durch Flexion gekennzeichnet. Ganzheitliche, reflexhafte Bewegungsmuster machen isolierte Bewegungen noch nicht möglich. Durch Reifung des zentralen Nervensystems und durch Erfahrungsmöglichkeiten des Kindes entwickelt sich langsam eine gewisse Stabilität. Auf Basis der Körperstabilität und durch Inhibierung der Reflexe werden zunehmend isolierte Bewegungen möglich.

5.1   1. und 2. Lebensmonat

In den ersten Lebenswochen lernt das Baby, seinen Körper langsam gegen die Schwerkraft zu kontrollieren. Für die Entwicklung der oralmotorischen Fähigkeiten ist vor allem eine gute Kopf- und Nackenstabilität notwendig.

Liegt das reife Neugeborene auf dem Rücken, so sind die unteren Extremitäten gebeugt, angezogen und nach außen rotiert. Die oberen Extremitäten sind in einer Flexionshaltung abduziert und nach innen rotiert. Die Schultern liegen auf der Unterlage auf. Der Kopf liegt auf Grund fehlender Nackenstabilität auf der Seite, der Körper folgt einer Drehung en bloc. Der Körper verändert seine Haltung unter Einfluss des asymmetrisch-tonischen Nackenreflexes. Häufig kommt es zu undifferenzierten Massenbewegungen mit Überwindung des Beugemusters durch die Moro-Reaktion (Flehmig 1990).

Die Moro-Reaktion tritt in den ersten Wochen auch oft auf, wenn sich ein Baby erschreckt. Laute Geräusche, plötzliche Lageveränderungen oder andere unvorhergesehene Reize führen zu einem ruckartigen Strecken der Arme, Spreizen der Finger und zum Öffnen des Mundes. Daraufhin folgt eine Beugebewegung und ein Fausten. Gerade während der Mahlzeiten ist bei Babys in den ersten Wochen auf eine möglichst reizarme Umgebung zu achten.

Eines der ersten Bewegungsmuster des Neugeborenen ist es, den Kopf von einer Seite auf die andere zu drehen. So verbessert es den Tonus der Halsmuskulatur. Liegt das Kind auf dem Bauch, ist es in der Lage, den Kopf so zu drehen, dass die Atemwege freigehalten werden (Abb. 5.1a,b).

Im Alter von 1 Monat kann das Baby in Bauchlage den Kopf für einige Sekunden von der Unterlage abheben. Mit 2 Monaten kann es den Kopf kurz selbst stabilisieren,

◻ **Abb. 5.1a,b** Ein Baby in Bauchlage. **a** Das Baby liegt mit dem Gesicht direkt auf der Unterlage. **b** Das Baby dreht den Kopf zur Seite, um die Atemwege frei zu halten

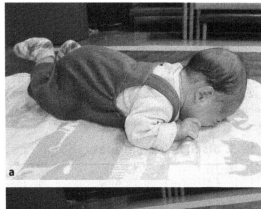

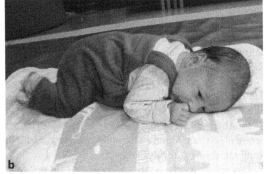

wenn es in aufrechter Haltung getragen wird. Beim Aufnehmen oder Herumtragen muss sein Kopf aber noch immer gestützt werden.

In den ersten 2 Monaten ist es besonders wichtig, den Kopf des Kindes beim Füttern zu stabilisieren. Um eine physiologische und stabile Trinkhaltung zu gewährleisten, müssen Kopf und Schultern in eine leichte Beugehaltung gebracht werden. Ohne Unterstützung des Kopfes wird eine Vielzahl unreifer und unkoordinierter Bewegungsmuster ausgelöst (Castillo-Morales 1998). Der Säugling ist noch nicht in der Lage, den Kopf beim Trinken selbstständig in Mittellage zu halten. Werden Kopf- und Schulterbereich nicht ausreichend stabilisiert, zeigt das Kind häufig Extensionsmuster, die zu einem fehlenden Mundschluss und zu einem beeinträchtigten Schlucken führen können.

Die Haltung beim Stillen sorgt beim Säugling automatisch für eine gute Stabilität. Beim Trinken betrachten Babys auch gerne das Gesicht der Mutter. In der Stillhaltung ist dies im Gegensatz zur Flaschenfütterung immer gegeben. Auch möchte schon das Neugeborene selbst die Mahlzeit nach eigenen Bedürfnissen mitgestalten. Im Gegensatz zur Brust ermöglicht die Flasche dem Säugling weit weniger Kontrolle über die Nahrungsaufnahme. Die Flasche wird aktiv in den Mund geschoben, der Sauger wird im Mund bewegt und das Baby hat nicht die Möglichkeit, den Kopf zu drehen, um aktiv eine Pause zu machen. Meist bewegt der Fütternde die Flasche mit (Schwarz-Gerö 2012). Kann ein Kind in den ersten Monaten nicht gestillt werden, ist es beim Füttern wichtig, sehr genau auf die Signale des Kindes zu achten. In den ersten Lebenswochen hält das Baby die Hände meist zu Fäusten geschlossen, da der Greifreflex noch sehr dominant ist. Beim Saugen verstärkt sich dieser Reflex.

5.2   3. bis 5. Lebensmonat

Mit 3 bis 4 Monaten kann das Kind seinen Rumpf besser stabilisieren und dadurch seine Arme und Beine freier bewegen. Die Massenbewegungen werden abgebaut, und der Weg für eine intensive Hand-Hand- und Hand-Mund-Koordination ist frei. Die Beugehaltung geht zurück, und die Bewegungen werden differenzierter. Das Baby kann den Kopf drehen, ohne dass sich der Rumpf mitdreht (Kienzle-Müller u. Wilke-Kaltenbach 2008).

In Bauchlage stützt sich das Baby auf die Hände oder die Ellbogen und hält dabei den Kopf dauerhaft aufrecht (◘ Abb. 5.2). Voraussetzung für dieses Bewegungsmuster ist eine ausreichende Schulter- und Armstabilität.

Im Alter von 3 Monaten beginnt das Baby, die Hände zueinander zu bringen, sie zu betasten und zum Mund zu führen. Voraussetzung für diese Entwicklung: ein stabiler Rumpf und eine gute Kopfkontrolle.

Das reflektorische Schreien der ersten Lebenswochen wird an Bedürfnisse gekoppelt und verändert sich in Rhythmus und Prosodie. Der Säugling variiert seine stimmlichen und lautlichen Aktivitäten je nach Befinden und sozialem Kontakt (Klose et al. 2009). Gleichzeitig mit der besseren Kopfkontrolle beginnt im 3. bis 4. Monat die 1. Lallphase. Der Säugling experimentiert mit seinem Vokalwerkzeug. Die Lautproduktion ist in dieser Phase nicht an die Muttersprache gebunden und tritt – im Gegensatz zur 2. Lallperiode – auch bei gehörlosen Kindern auf.

Ab dem Alter von 4 Monaten entwickelt sich im Zusammenhang mit der Haltungsstabilität der oberen Extremitäten und der guten Kopfkontrolle das Saugmuster weiter. Die Primitivreflexe werden langsam durch höher integrierte Bewegungen überlagert. Das 1. Saugmuster (Suckling) wird von der 2. Saugphase (Sucking) abgelöst, bei der sich aus dem ganzheitlichen Saugmuster, an dem alle orofazialen Strukturen beteiligt sind, differenziertere Bewegungen entwickeln (► Kap. 3). Der Suchreflex ist nun nicht mehr notwendig, da sich das Kind bewusst der Nahrungsquelle zuwenden kann. Auch das Saugen kann jetzt willentlich gesteuert werden.

Mit der Kopfkontrolle entwickelt sich auch eine bessere Rumpfstabilität. Der Säugling kann symmetrisch auf dem Rücken liegen und sich nach beiden Seiten drehen.

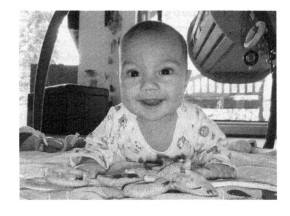

Geringe Einflüsse des asymmetrisch-tonischen Nackenreflexes (ATNR) können noch
wirksam sein; das Kind kann diese Position aber ständig verändern (Flehmig 1990).
Der Kopf wird in Mittellinie gehalten und in allen Positionen im Raum gut eingestellt.
In Rückenlage kann es jetzt zunehmend Arme und Beine frei bewegen. Es strampelt
und bewegt lebhaft die Arme. Gesunde Kinder müssen beim Trinken nun nicht mehr
so stark unterstützt werden.

Mit 4 Monaten betrachtet das Kind seine Hände intensiv und folgt der sich bewe-
genden Hand mit Augen- und Kopfbewegungen. Wenn das Baby nicht in der Lage
ist, die Hände in Mittellinie zusammenzubringen, ergeben sich Probleme bei der Entwicklung der Hand-Augen-Koordination, der Hand-Mund-Koordination und der
koordinierten Greifentwicklung. Sind die Schultern retrahiert, die Hände gefaustet, der
Daumen adduziert oder eingeschlagen, stagniert die Entwicklung der Handmotorik
in diesem Alter (Flehmig 1990).

Besonders die Hand-Mund-Koordination gewinnt ab dem Alter von 5 Monaten für
das Füttern an Bedeutung. Durch das orale Explorieren der Hände und von verschiedenen Gegenständen wird der Würgreflex nach hinten verlagert. Intraorale Reize und
Erfahrungen bereiten das Kind langsam auf ein Füttern mit dem Löffel vor. Mit 5 bis
6 Monaten kann das Kind die Hände unter Kontrolle der Augen so koordinieren, dass
es gezielt ein Objekt greifen und es zum Mund bringen kann. Der Greifreflex hat sich
so weit abgeschwächt, dass die Hände bewusst geöffnet werden können. Noch hält das
Baby Dinge mit dem palmaren Griff (der Daumen wird den anderen Fingern nicht
gegenübergestellt und nicht isoliert bewegt). Bei der Greifbewegung ist manchmal
gleichzeitig eine unwillkürliche Greifbewegung der Füße zu beobachten (Kienzle-
Müller u. Wilke-Kaltenbach 2008).

5.3   6. bis 8. Lebensmonat

Die 2. Lallphase setzt im 6. Lebensmonat ein. Nun werden Laute der Muttersprache imitiert und geübt. Die Lallsequenzen bekommen eine wichtige kommunikative Bedeutung. Es entstehen „Dialoge" zwischen Kind und Bezugsperson. Während die 1. Lallperiode noch von artikulatorischer Selbstbestimmung geprägt ist, befindet sich die 2. Lallperiode an der Schwelle zur Sprache. Laute bekommen eine Bedeutung, und die Kommunikation tritt in den Vordergrund (Jakobson 1972).

Ab dem Alter von 7 Monaten gelingt es den meisten Kindern zu sitzen. Im Zusammenhang mit diesem Entwicklungsschritt verändern sich die orofazialen Fähigkeiten wieder. Das Kind öffnet bewusst den Mund, wenn es den Löffel sieht. Es kann den Brei gut zu einem Bolus formen und diesen koordiniert schlucken. Die Saugbewegungen sollten nun beim Füttern mit dem Löffel verschwunden sein. Erste Lateralbewegungen der Zunge sind die Vorbereitung zum Kauen. Der phasische Beißreflex wird abgebaut und die Kieferbewegungen verlieren ihre frühere stereotype Qualität (Morris u. Klein 2001).

Der Zusammenhang zwischen stabilem Sitzen und Beginn der festen Nahrungsaufnahme kann auch in der Therapie immer wieder festgestellt werden. Die Stabilität im Kieferbereich – und damit die Möglichkeit zu isolierten Zungenbewegungen – hängt von der Entwicklung der Nacken- und Schultergürtelstabilität ab. Diese wiederum ist von der Rumpf- und Beckenstabilität abhängig. Solange die Rumpfstabilität nicht ausreichend vorhanden ist, können isolierte Zungenbewegungen nur unzureichend ausgeführt werden, weil die Basis für die Entwicklung fein abgestimmter Lippen- und Zungenbewegungen fehlt (Morris u. Klein 2001).

Ab dem 7. Monat lernt das Kind, sich von der Rücken- in die Bauchlage zu drehen. In der Bauchlage stützt es sich auf die Hände (❏ Abb. 5.3). Der Brustkorb ist von der Unterlage abgehoben, und es gelingt dem Kind, das Gewicht kurz auf eine Hand zu verlagern, um mit der anderen Gegenstände zu ergreifen.

Beim Greifen beginnt das Kind, den gestreckten Daumen den Fingern gegenüberzustellen (Flachzangengriff). Dieser Griff ermöglicht es dem Kind, auch kleinere Gegenstände aufzunehmen. Gleichzeitig mit der Handentwicklung werden die Zungenbewegungen immer differenzierter.

Häufig kommt es in dieser Altersphase kurzfristig zu „Essproblemen". Eltern berichten oft, dass ihr Kind nur mit dem Essen „spielen" will. Das Spiel des Kindes ist ein Erobern der Umwelt. Es ist in der Entdeckerphase. Alles scheint wichtiger als die Nahrungsaufnahme. Jedes Ding will befühlt, gekostet, gerochen und „begriffen" werden. Durch das intensive Explorieren der Gegenstände prägen sich die Kinder eine räumliche Vorstellung der Dinge ein. Beim Füttern ist der Teller genauso interessant wie der Brei. Der Klang des Löffels beim Herunterfallen ist faszinierend. Es wird auch erforscht, wie sich Glas verändert, wenn es auf den Boden fällt und zerbricht, und welche Form der Klecks des Breis am Boden annimmt. Der Wissensdurst des Kindes ist in dieser Zeit enorm (Schwarz-Gerö 2012).

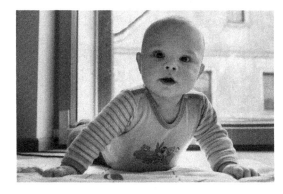

Abb. 5.3 8 Monate altes Kind; es stützt sich auf beide Hände

5.4 9. bis 12. Lebensmonat

Ab dem 9. Lebensmonat lernen die Kinder zu krabbeln; dadurch gewinnt der Rumpf noch mehr an Stabilität. Die Koordination von Armen und Beinen wird durch das Krabbeln verbessert. Zudem wird die Finger- und Handmotorik immer präziser; sie ist umso besser, je mehr sich die Wirbelsäule streckt. Ist die Brustwirbelsäule noch zu rund geformt, kann das Schulterblatt nicht die Position einnehmen, die eine freie Arm-, Hand- und Fingerbeweglichkeit ermöglicht (Kienzle-Müller u. Wilke-Kaltenbach 2008).

Das Kind benutzt nun den Pinzettengriff, um kleine Dinge aufzuheben, wobei der Gegenstand zwischen gestrecktem Zeigefinger und gestrecktem Daumen festgehalten wird. Erst etwas später erlernt das Kind den Zangengriff, bei dem zumindest der Zeigefinger gekrümmt wird und dem Daumen gegenübersteht. Jetzt kann das Kind Gegenstände auch bewusst fallen lassen, es übt Greifen und Loslassen, beobachtet, wohin der losgelassene Gegenstand fällt und bekommt dabei ein Gefühl für die Geschwindigkeit und den Abstand zum Boden. Es werden nun auch sehr kleine Dinge aufgehoben und in den Mund gesteckt; dort entscheidet das Kind, ob es den Gegenstand wieder ausspuckt oder schluckt.

Gibt man dem Kind ein Stück Brot in die Hand, so hat es keine Schwierigkeiten, davon gezielt mit der richtigen Kraftdosierung abzubeißen. Im Mund wird die Nahrung von der Mitte der Zunge zur Seite gebracht. Der Kiefer bewegt sich beim Kauen diagonal-rotatorisch und löst somit die vertikalen, „mampfenden" Bewegungen ab.

In dem Zeitraum, in dem der Zangengriff auftritt, ist erstmalig die Elevation der Zungenspitze zu beobachten und damit die Voraussetzung für ein reifes Schluckmuster. Die Vermutung liegt nahe, dass die Entwicklung der Handmotorik in engem Zusammenhang mit der Entwicklung der Mundmotorik steht. Oft ist noch bei älteren Kindern gut zu beobachten, dass sie bei feinmotorischen Tätigkeiten gleichzeitig die „Unterstützung" der Zungenbewegungen brauchen. Auch Erwachsene spitzen oft noch unwillkürlich die Zunge, wenn sie einen Faden durch ein enges Nadelöhr fädeln.

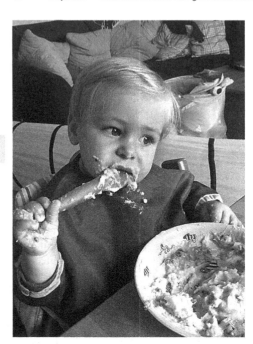

Abb. 5.4 Erste Experimente, selbstständig zu essen

Ab etwa 10 Monaten ist auch das Kauen mit rotierenden Kieferbewegungen gut ausgereift. Das Kind kann feste Nahrung zerkleinern und schlucken. Die Lautsprache des Kindes wird differenzierter. Es versucht, Sprache nachzuahmen, und moduliert Lautstärke und Tonhöhe. Lange Silbenketten werden produziert und wie eine Satzmelodie betont. Einfache Begriffe werden schon verstanden.

Mit 1 Jahr können die meisten Kinder alleine stehen und gehen. Auf Grund seiner motorischen Reife ist das Kind nun auch in der Lage, den Löffel – anfangs noch mit viel „Kleckern" – selbst zum Mund zu führen (◘ Abb. 5.4). Das Kind übt, selbstständig den Becher zu halten und zu trinken. Die eigenständige Nahrungsaufnahme ist ein wichtiger Entwicklungsschritt und nur möglich, wenn die körperlichen Voraussetzungen gegeben sind.

5.5   Übersicht der Entwicklung

Das folgende Kapitel stellt eine Zusammenfassung der wichtigsten Entwicklungsstufen im 1. Lebensjahr dar. In ◘ Tab. 5.1 werden oralmotorische Funktionen der allgemeinen Entwicklung von Sprache, Grobmotorik und Handentwicklung gegenübergestellt.

■ Tab. 5.1 Die Entwicklung des Kindes im 1. Lebensjahr

Alter (in Monaten)	Oralmotorische Fähigkeiten	Sprache	Grobmotorik	Handmotorik
0–2	1. Saugmuster (Suckling); ganzheitliche Bewegung aller orofazialer Strukturen; größtenteils reflexgesteuerte Nahrungsaufnahme	Schreiperiode	Entwicklung der Kopfkontrolle	Greifreflex dominant; Fausten
3–5	2. Saugmuster (Sucking); Abbau der meisten oralen Reflexe; orales Explorieren von Händen und Gegenständen	1. Lallphase	Gute Kopfkontrolle; Unterarmstütz; durch bessere Rumpfstabilität freie Bewegung von Armen und Beinen	Hand-Hand-Koordination und Hand-Mund-Koordination; Greifen mit der ganzen Hand
6–8	Isst Brei mit dem Löffel; primitives phasisches Beißen; vertikale Kieferbewegungen („Mampfen")	2. Lallphase	Drehen vom Bauch in die Rückenlage; Sitzen	Pinzettengriff; gibt Dinge von einer Hand in die andere
9–12	Feste Nahrung; Lateralbewegungen der Zunge; diagonal-rotatorische Kieferbewegungen; Zungenspitzenelevation	Produktion erster Wörter; beginnendes Sprachverständnis	Beginn der Mobilität; Krabbeln	Zangengriff; lässt Gegenstände bewusst los

Literatur

Castillo-Morales R (1998) Die Orofaziale Regulationstherapie. Pflaum, München

Flehmig I (1990) Normale Entwicklung des Säuglings und ihre Abweichungen. Thieme, Stuttgart

Jakobson R (1972) Kindersprache, Aphasie und allgemeine Lautgesetze. Suhrkamp, Frankfurt/Main

Kienzle-Müller B, Wilke-Kaltenbach G (2008) Babys in Bewegung: spielerisch bis zum ersten Schritt. Elsevier, München

Klose M, Kritzer C, Pretzsch S (2009) Aussprachestörungen bei Kindern: Sprachentwicklung, Diagnostik, Therapie. Schulz-Kirchner, Idstein

Morris S, Klein M (2001) Mund- und Esstherapie bei Kindern: Entwicklung, Störungen und Behandlung orofazialer Fähigkeiten. Urban & Fischer, München

Schwarz-Gerö J (2012) Baby, warum isst du nicht? Essprobleme verstehen und lösen. Patmos, Ostfildern

Diagnose

Trinkschwäche bei Frühgeborenen

Daniela Biber

D. Biber, *Frühkindliche Dysphagien und Trinkschwächen*,
DOI 10.1007/978-3-642-44982-6_6, © Springer-Verlag Berlin Heidelberg 2014

Als Frühgeborene werden Kinder bezeichnet, die vor Vollendung der 37. Schwangerschaftswoche auf die Welt kommen. Sehr kleine Frühgeborene („very low birth weight") wiegen weniger als 1500 g. Ist das Geburtsgewicht geringer als 1000 g, spricht man von extrem kleinen Frühgeborenen („extremely low birth weight").

Die Fortschritte im Bereich der intensivmedizinischen Technologie und die Anwendung verschiedener Techniken haben zu einer deutlichen Senkung der Mortalitätsrate von Frühgeborenen geführt. Mit der Weiterentwicklung der neonatalen Intensivmedizin wurde die Grenze der Lebensfähigkeit immer weiter nach unten verlagert, sodass heute die Vollendung der 22. Schwangerschaftswoche als Untergrenze für das Überleben eines Frühgeborenen gilt. Zwischen der 22. und der 23. Schwangerschaftswoche liegt die Überlebensrate bei 50 %; sie steigt mit Vollendung der 24. Schwangerschaftswoche auf 60–80 % (Pohlandt et al. 1998).

Die Zahl der überlebenden Frühgeborenen steigt stetig an. Vor 1980 hatten Frühgeborene unter 1000 g Geburtsgewicht kaum Überlebenschancen. Mittlerweile können 400 g schwere Kinder überleben, die in der 23. bis 24. Schwangerschaftswoche zur Welt kommen. Risikofaktoren für eine Frühgeburt sind Unterleibsinfektionen, Gebärmutterfehlbildungen, Muttermundschwäche, Mangelentwicklungen des Fötus sowie Mehrlingsschwangerschaften, deren Zahl in den letzten Jahren durch die In-vitro-Fertilisation stark zugenommen hat. Auch die Prognose dieser sehr kleinen Frühgeborenen hat sich in den letzten Jahren durch medizinisch-technischen Fortschritt im Bereich der Geburtshilfe und der Kinderheilkunde stetig verbessert.

Die Wahrscheinlichkeit des Überlebens eines Frühgeborenen ist nicht nur vom Gestationsalter, sondern hauptsächlich vom medizinischen Verlauf nach der Geburt abhängig. Ein frühgeborenes Kind wird in der Regel gesund geboren. Die resultierenden Erkrankungen sind auf die Unreife der Organsysteme zurückzuführen, die für das Leben außerhalb der Gebärmutter noch nicht ausreichend entwickelt sind. Neben der Lunge, dem Verdauungssystem und den Augen befindet sich vor allem das Gehirn in einer sehr verwundbaren Phase seiner Entwicklung. Auf Grund der Unreife eines Frühgeborenen kommt es häufig zu Komplikationen wie bronchopulmonale Dysplasie, nekrotisierende Enterokolitis, gastroösophagealen Reflux und Hirnblutungen. Diese Erkrankungen haben wiederum einen Einfluss auf den oralen Nahrungsaufbau des Kindes.

6.1   Trinkverhalten eines Frühgeborenen

Für das Trinkverhalten eines Frühgeborenen ist – neben dem Reifegrad der oralmotorischen Funktionen – der medizinische Verlauf während des Übergangs von der Sonden- zur oralen Ernährung ausschlaggebend. Auch die Folgen einer intensivmedizinischen Behandlung, wie negative orale Erfahrungen, beeinflussen die orale Nahrungsaufnahme des Babys.

Nur sehr wenige Frühgeborene sind vor einem Gestationsalter von 32 Wochen in der Lage, oral Nahrung zu sich zu nehmen. Zu frühe Trinkversuche sind bei einem Kind mit instabilem Allgemeinzustand, neurologischer Unreife und fehlender Wachheit nicht sinnvoll. Die Koordination von Saugen, Schlucken und Atmen ist ein komplexer Prozess. Auch wenn die einzelnen Funktionen getrennt voneinander beherrscht werden, muss das Kind beim Trinken lernen, diese Prozesse zeitlich genau zu koordinieren, um sicher und effizient Nahrung zu sich zu nehmen. Kann das Frühgeborene am Schnuller saugen, ist dies zwar eine gute Vorbereitung für das Trinken, aber noch kein sicherer Hinweis, dass es schon zur oralen Nahrungsaufnahme bereit ist. Ab wann ein Frühgeborenes erste Trinkversuche machen kann, ist von vielen Faktoren abhängig und muss immer individuell entschieden werden (▶ Abschn. 12.1). Die Dauer der Phase vom Beginn des Trinkens bis zur vollen oralen Ernährung kann zwischen einigen Tagen bis zu Monaten variieren. Sie ist abhängig vom neurologischen Entwicklungsstand, einer stabilen kardiorespiratorischen Regulation, einem intakten Verdauungssystem und nicht zuletzt von den Erfahrungen, die das Frühgeborene mit der oralen Ernährung macht.

Viele Frühgeborene zeigen auch nach dem Erreichen des errechneten Geburtstermins ein auffälliges Trinkmuster. Auch wenn sie die notwendige Trinkmenge schaffen, sind sie sehr empfindlich gegenüber Veränderungen. Vor allem der Übergang zum 2. Saugmuster, das Einführen von Breikost und fester Nahrung bereiten den Kindern auffallend oft Schwierigkeiten. Wie anfällig die Entwicklung der orofazialen Fähigkeiten beim Trinken bei sehr kleinen Frühgeborenen ist, zeigt eine Studie von Hawdon et al. (2000). Über 50 % der Eltern von 18 bis 20 Monate alten Kindern, die als sehr kleine Frühgeborene zur Welt kamen, berichteten von Problemen im Bereich des Essverhaltens (Hawdon et al. 2000). In ▶ Kap. 14 wird genauer auf die logopädische Therapie und die Unterstützung von Frühgeborenen mit Trinkschwierigkeiten eingegangen.

6.1.1 Wachheit

Grundprobleme beim Trinkverhalten von Frühgeborenen sind die fehlende Regulation von Wach- und Schlafphasen und das reduzierte Hungergefühl. Oft ist es schon deshalb schwierig, ein sehr kleines Frühgeborenes zu füttern, weil es ihm nicht möglich ist, für die Dauer der gesamten Mahlzeit wach zu bleiben. Ein sehr müdes oder schlafendes Kind zu füttern, ist nicht zielführend. Müdigkeit und herabgesetztes Interesse am Trinken vermindern auch die Koordinationsfähigkeit von Saugen, Schlucken und Atmen. Die ohnehin schon schwachen Reflexe sind dann kaum mehr vorhanden, und die Gefahr einer Aspiration erhöht sich drastisch.

6.1.2   Körpertonus

Ein ausgewogener Muskeltonus ist Grundvoraussetzung für ein effizientes Trinkmuster. Die Körperhaltung eines Frühgeborenen ist in der Regel instabil. Statt des Flexionsmusters eines gesunden Neugeborenen, zeigen Frühgeborene auf Grund der muskulären Hypotonie eine Extensionshaltung. Das Aufrechterhalten einer für den Säugling physiologischen Trinkhaltung ist für das frühgeborene Kind nicht möglich.

Die ausgeprägte muskuläre Hypotonie der Frühgeborenen spiegelt sich im orofazialen Bereich wider. Zusätzlich fehlen die bei reifen Neugeborenen ausgeprägten Saugpölster in den Wangen. Die Folgen sind instabile Kieferbewegungen und ein schwaches Saugmuster. Die Hypotonie der pharyngealen und laryngealen Muskulatur und die Unreife des zentralen Nervensystems führen zu einer mangelnden Kontrolle über den Schluckakt.

Beim Füttern eines Frühgeborenen ist häufig ein übermäßiges Herauslaufen der Milch aus dem Mund (Drooling) zu beobachten. Ein zu schwacher Mundschluss ist eine der Ursachen. Aber auch Müdigkeit oder die Unfähigkeit, die Menge der Milch im Mund adäquat zu schlucken, können Gründe für ein verstärktes „drooling" sein. Manchmal ist auch einfach das Loch des Saugers zu groß, und das Baby versucht, sich durch den offenen Mund gegen die zu große Milchmenge zu schützen (▶ Kap. 13).

6.1.3   Reflexe

Unreife Frühgeborene zeigen schwache orale Reflexe. Das Auslösen des Suchreflexes bewirkt oft nur ein leichtes Spitzen und Öffnen der Lippen. Das Hinwenden zur Nahrungsquelle ist ihnen auf Grund der körperlichen Instabilität oft nicht möglich. Die Zunge bleibt bei nur leicht geöffnetem Mund am Gaumen, um Kopf- und Nackenmuskulatur zu stabilisieren oder um eine exzessive Atemanstrengung zu kompensieren (Wolf u. Glass 1992). Der Saugreflex ist verzögert und schwach auslösbar.

6.1.4   Saugmuster

Das Initiieren des Saugens und das Aufrechterhalten eines organisierten Saug- und Schluckmusters sind für unreife Frühgeborene sehr schwierig. Saugmuster entwickeln sich in Korrelation mit dem Entwicklungsalter. In der Literatur wird das Saugmuster oft als Hinweis für den Reifegrad der orofazialen Funktionen herangezogen.

Lau u. Kusnierczyk (2001) definieren 5 Stadien der Saugentwicklung (▶ Kasten). Sie unterscheiden beim Saugen zwischen Saugdruck („suction"), also negativem intraoralem Druck, der durch Absenkung des Unterkiefers und der Zunge generiert wird, und Druck der Zunge gegen den Sauger („expression").

> **Stadien der Entwicklung des Saugens bei Frühgeborenen (adaptiert nach Lau u. Kusnierczyk 2001)**
>
> 1. Arrhythmischer Druck der Zunge gegen den Sauger ohne Saugen
> 2. Rhythmischer Druck der Zunge gegen den Sauger und unrhythmisches Erzeugen eines Saugunterdruckes
> 3. Beginn des rhythmischen Wechsels zwischen Druck der Zunge gegen den Sauger und negativem Saugdruck
> 4. Rhythmischer Wechsel zwischen Zungendruck und Druckerzeugung mit größerer Saugamplitude und längeren Saugphasen
> 5. Aufrechterhalten eines ausdauernden, rhythmischen Saugmusters (beim nutritiven Saugen kann die Mahlzeit in 20 Minuten beendet werden)

Die Stadien der Saugentwicklung nach Lau u. Kusnierczyk können sowohl für nonnutritives Saugen (nichtnährendes Saugen) als auch für nutritives Saugen (nährendes Saugen) angewandt werden. Meist ist jedoch das nonnutritive Saugen zu einem früheren Zeitpunkt besser organisiert als das nutritive. Besteht jedoch ein großer Unterschied zwischen den Stadien des nonnutritiven und des nutritiven Saugens, ist die Koordination zwischen Schlucken und Atmen ineffizient.

Gewolb et al. (2001) beschreiben in diesem Zusammenhang, dass sich der Rhythmus des Schluckens vor dem Saugrhythmus stabilisiert. Ein stabiler Schluckrhythmus tritt bereits in der 30. Schwangerschaftswoche (p.c.) auf, während sich beim Saugrhythmus die Anzahl der Saugbewegungen von 5 pro Minute in der 30. Woche auf 65 pro Minute in der 40. Woche steigert (Gewolb et al. 2001).

6.1.5 Koordination

Die Schluck-Atem-Koordination reift signifikant ab der 32. Woche (p.c.). Das noch unreife Atemzentrum erschwert eine Koordination von Schlucken und Atmen. Ein zeitgerechtes Unterbrechen und Wiedereinsetzen der Atmung ist notwendig, um eine Aspiration zu vermeiden. Die Unterbrechung der Atmung führt jedoch bei Frühgeborenen häufig zu Abfällen in der Sauerstoffsättigung.

Frühgeborene Kinder brauchen oft länger, um den Milchbolus zu schlucken. Einerseits ist die Transportgeschwindigkeit des Bolus durch die hypotone oropharyngeale Muskulatur herabgesetzt, andererseits benötigen unreife Säuglinge oft mehrere Schlucke, um den Pharynx zu reinigen. Während des Schluckens ist jedoch die Atmung unterbrochen, es kommt zu langen Schluckapnoen und in Folge zu einer Hypoxämie.

Verlängerte Schluckphasen und Atempausen folgen meist auf zu lange Saugphasen (Thoyre u. Carlson 2003). Im Vergleich zu gesunden Neugeborenen sind Frühgeborene

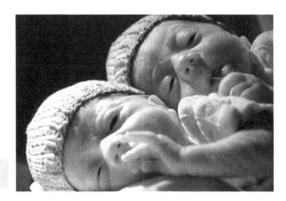

☐ **Abb. 6.1** Frühgeborene
Zwillinge

nicht so gut in der Lage, die Länge und Kraft des Saugens ihrem Schluckvermögen
anzupassen. Zu viele Saugbewegungen führen zu einem zu großen Milchbolus im
Mund. Der große Bolus erfordert häufiges Schlucken, was wiederum die Atemwege
für längere Zeit verschließt. Bei Frühgeborenen können Schluckapnoen manchmal
länger als 4 Sekunden dauern. Mit zunehmenden Gestationsalter verringert sich die
Dauer der Schluckapnoen (Hanlon et al. 1997).

Ein weiteres Kriterium, um die Schluck-Atem-Koordinationsfähigkeit von Frühgeborenen zu beurteilen, ist das Auftreten von Schluckgeräuschen. Wenn das Kind den
Schluckakt vor dem Öffnen der Atemwege beendet, ist kein Schluckgeräusch hörbar.
Erfolgt jedoch vor Abschluss des Schluckens eine Inspiration, öffnen die Stimmlippen zu früh, und Luft strömt durch die partiell geöffneten Stimmlippen. Man hört
ein hohes, quietschendes Schluckgeräusch (Thoyre et al. 2005). Schluckt das Kind
den Bolus nicht vollständig ab und bleiben nach dem Schlucken Reste der Milch im
Hypopharynx, tritt nach dem Schlucken ein gurgelndes Geräusch auf. Bei sehr lauten,
harten Schluckgeräuschen schluckt der Säugling wahrscheinlich viel Luft. Das Schlucken von Luft kann den Vagus stimulieren und dadurch eine Bradykardie auslösen
(Thach 1997).

Die in ☐ Abb. 6.1 dargestellten Zwillinge wurden in der 28. Schwangerschaftswoche geboren. In ihrer 2. Lebenswoche konnten sie an Wattestäbchen nuckeln, die mit
Milch getränkt waren. In der 34. Woche zeigten sie an der Flasche ein für dieses Alter
typisches Trinkverhalten. Der Beginn der Mahlzeiten war geprägt durch sehr lange
Saugepisoden, ohne Unterbrechung von Schlucken und Atmung. Darauf folgten ein
mehrmaliges Schlucken und eine hechelnde Atmung. In dieser Situation haben die
Fütternden dann die Flaschenmahlzeit häufig unterbrochen (Pacing, ▶ Abschn. 12.4.2),
um die Gefahr eines Sauerstoffsättigungsabfalls zu vermeiden. Die Zwillinge ermüde-
ten beim Trinken sehr rasch. An der Brust war die getrunkene Menge zwar geringer,
aber die Koordination von Saugen, Schlucken und Atmen funktionierte besser. In den

nächsten Wochen reifte die Koordinationsfähigkeit zunehmend, und an ihrem errech-
netem Geburtstermin hatten sie einen reifen Saug-, Schluck- und Atemrhythmus entwickelt. Beim Füttern mit der Flasche ist eine häufige Unterbrechung (▶ Abschn. 12.4.2)
hilfreich, um dem Kind das Atmen durch Trinkpausen zu erleichtern.

Ursachen für die Trinkschwäche bei Frühgeborenen
- Neurologische Unreife
- Fehlende Wachheit, schlechte Integration verschiedenster Reize
- Körperliche Instabilität
- Herabgesetzter Körpertonus, schwacher orofazialer Tonus
- Extensionshaltung
- Fehlende Stabilität in Wangen, Nacken, Schultern und Rumpf
- Schwache orale Reflexe und Reaktionen
- Desorganisiertes Saugmuster
- Schwierigkeiten bei der Saug-Schluck-Atem-Koordination
- Verlängerte Schluckapnoen
- Langandauernde Sondenernährung
- Negative orale Erfahrungen

6.2 Einfluss der bronchopulmonalen Dysplasie (BPD) auf das Trinkverhalten

Die bronchopulmonale Dysplasie (BPD) ist eine der am häufigsten auftretenden
Komplikationen im Bereich der Frühgeborenen-Intensivmedizin. Je unreifer das
Kind, desto wahrscheinlicher ist das Auftreten einer BPD. Etwa 15–30 % der Frühgeborenen mit einem Geburtsgewicht unter 1000 g oder einer Schwangerschaftsdauer
von weniger als 28 Wochen erkranken an einer BPD. Bei Frühgeborenen, die nach
32 Schwangerschaftswochen geboren werden, ist die Erkrankung eine Seltenheit (Gesellschaft für Neonatologie und Pädiatrische Intensivmedizin 2009). Die Ursachen der
BPD sind vielfältig. Eine unreife Lunge mit Mangel an Surfactant ist ein wesentlicher
Risikofaktor für das Auftreten von BPD. Postnatal einwirkende Traumata wie Beatmung, erhöhte Sauerstoffzufuhr, pulmonale und systemische Infektionen schädigen
die noch unreife Lunge und führen zu einer Störung des Wachstums der Lungenalve-
olen. Braucht das Frühgeborene über einen Zeitraum von 36 postmenstruellen Wochen noch zusätzlichen Sauerstoff, um eine Sauerstoffsättigung von 90 % zu halten,
spricht man von einer BPD. Klinisch zeigen die Kinder eine erhöhte Atemfrequenz,
eine angestrengte Atmung mit Einziehungen, Wachstumsverzögerungen und einen
erhöhten Kalorienbedarf.

Das Trinken ist für Kinder, die an BPD leiden, besonders anstrengend. Sie haben einen erhöhten Energieaufwand und ermüden sehr schnell. Durch die orale Nahrungsaufnahme wird die Sauerstoffzufuhr eingeschränkt. Um sich respiratorisch zu erholen, brauchen die Frühgeborenen während des Trinkens viele Pausen. Die Koordination von Schlucken und Atmen bereitet ihnen große Schwierigkeiten. Saugphasen wechseln sich mit Phasen schnellen Luftholens ab. Die Integration einer ausreichenden Atmung in das Saug-Schluck-Muster ist eine Herausforderung für die Säuglinge. Als Reaktion auf die Koordinationsproblematik treten immer wieder verlängerte Atempausen auf. Gewolb u. Vice belegten anhand einer Studie, dass Kinder mit BPD wesentlich häufiger langandauernde Schluckapnoen zeigen als Kinder ohne BPD (Gewolb u. Vice 2006).

Die unregelmäßige Atmung und die verlängerten Schluckapnoen verhindern die Entwicklung eines effizienten, rhythmischen Trinkmusters. Einige Kinder haben eine sehr hohe Atemfrequenz. Beträgt die Ruheatemfrequenz mehr als 80 Atemzüge pro Minute, sollte das Kind nicht mehr gefüttert werden, da die Zeit für eine Atemunterbrechung beim Schlucken zu kurz ist.

Manche Kinder reagieren auf die Atemproblematik mit einem schwächeren Saugen. Damit versuchen sie, die Größe des Milchbolus und damit die zu schluckende Menge zu verringern. In dem Glauben, dass ein Sauger mit einem schnellen Milchfluss die Kinder unterstützt und somit das Trinken für sie weniger anstrengend macht, wird oft ein Sauger mit einem großen Loch verwendet. Dies bewirkt jedoch bei Kindern, die an BPD leiden, das Gegenteil. Ein zu schneller Milchfluss führt zu einer Überflutung des Pharynx. Die Babys müssen oft schlucken, um die gesamte, im Mund befindliche Milchmenge, zu bewältigen. Damit verlängert sich wieder die Phase der Atemunterbrechung, und die Sauerstoffsättigung fällt.

Für Kinder mit Atemproblemen ist ein Sauger mit einem möglichst kleinen Loch wichtig. Nur so können respiratorische Krisen beim Trinken verhindert werden. Erst wenn sich die Koordination verbessert, kann auf einen Sauger mit einem größeren Loch umgestiegen werden. Bis dahin sollten die Qualität des Trinkens und eine positive Erfahrung bei der Nahrungsaufnahme im Vordergrund stehen.

Beim Trinken ist oft eine verstärkte Extension des Kopfes zu beobachten. Durch die Extensionshaltung wird zwar die Atmung verbessert, aber gleichzeitig nehmen die Kinder eine Haltung ein, die zu einer Verschlechterung des Schluckmusters und der Koordination führt. In diesen Fällen muss ein Mittelweg bei der Lagerung des Kopfes gefunden werden.

Die Koordinationsproblematik bessert sich manchmal beim Trinken an der Brust. Kinder, die an der Brust trinken, zeigen eine bessere Sauerstoffsättigung als Kinder, die mit der Flasche gefüttert werden. Beim Füttern mit der Flasche ist eine häufige Unterbrechung (▶ Abschn. 12.4.2) hilfreich, um dem Kind das Atmen durch Trinkpausen zu erleichtern. Eine höhere Sauerstoffzufuhr während des Trinkens hilft, die allgemeine respiratorische Situation beim Trinken zu stabilisieren. Bei der Behandlung

von Frühgeborenen mit einer BPD gibt es verschiedene logopädische Interventionsmöglichkeiten (▶ Kasten; siehe auch ▶ Kap. 11 und ▶ Kap. 12).

**Logopädische Maßnahmen bei der Behandlung von Frühgeborenen mit
einer BPD**

- Vermeidung einer oralen Deprivation
- Optimale Haltung des Kopfes (nicht zu stark gebeugt)
- Verwenden eines Saugers mit einem kleinem Loch
- Unterstützung der Mutter beim Stillen
- Häufige Unterbrechungen beim Trinken (Pacing)
- Höhere Sauerstoffzufuhr beim Trinken (nach Rücksprache mit dem zuständigen
  Arzt)
- Kein Füttern bei einer Ruheatemfrequenz von über 80 Atemzügen pro
  Minute

6.3 Einfluss der nekrotisierenden Enterokolitis (NEC) auf das Trinkverhalten

Die nekrotisierende Enterokolitis ist eine Erkrankung des Darmes, die fast ausschließlich bei Frühgeborenen auftritt. Es handelt sich dabei um eine schwere Entzündung
des Dünn- und Dickdarms, die zu Darmperforationen, Nekrosen von Darmgewebe
und Bauchfellentzündung führen kann. Das Frühgeborene ist lethargisch, der Bauch
ist gebläht und druckschmerzhaft. Es verträgt keine Nahrung mehr, kann gallig erbrechen und blutigen Stuhl absetzen. In schweren Fällen kommt es zu einer Sepsis
mit Kreislaufversagen. Kann die Entzündung nicht mit Antibiotika geheilt werden,
muss ein eventuell nekrotisierter Anteil des Darmes chirurgisch entfernt werden. Als
Folge kann das Kind über einen längeren Zeitraum nur parenteral (über Infusionen)
ernährt werden. Stabilisiert sich das Kind, wird langsam mit dem Nahrungsaufbau
begonnen.

Die lange Zeit der parenteralen Ernährung und die damit einhergehende orale
Deprivation und Schwäche der orofazialen Muskulatur erschweren den Übergang
zur oralen Nahrungsaufnahme. Die teilweise benötigte hochhydrolisierte Spezialnah-
rung schmeckt unnatürlich und kann die Ablehnung der oralen Nahrungsaufnahme
verstärken. Eine parenterale Ernährung, die lange andauert, stört auch die Selbstregulation von Hunger- und Sättigungsgefühlen. Je länger die parenterale Ernährung
fortbesteht, desto höher ist die Wahrscheinlichkeit einer vollständigen Nahrungsverweigerung. Die Folge ist dann eine lang andauernde Sondenernährung.

Auswirkungen der nekrotisierenden Enterokolitis auf die Nahrungsaufnahme
- Langandauernde parenterale Ernährung
- Orale Deprivation
- Hypersensibilität im orofazialen Bereich
- Orofaziale Hypotonie
- Störung der Selbstregulation

6.4   Einfluss der gastroösophagealen Refluxkrankheit (GERD) auf das Trinkverhalten

Beim gastroösophagealen Reflux fließt Mageninhalt zurück in die Speiseröhre. Wegen des kleinen Fassungsvermögens der Speiseröhre bei Säuglingen (nur 10–15 ml) wird der Reflux bei ihnen als Spucken und Erbrechen sichtbar. Bis zu einem gewissen Grad ist dieses Geschehen bei Neugeborenen physiologisch und bessert sich mit zunehmendem Alter. Von einer Erkrankung spricht man, wenn der Reflux zu einem gesteigerten Erbrechen und zu Sekundärsymptomen führt. Durch häufiges Erbrechen kommt es zu Gedeihstörungen, Entzündungen der Speiseröhre und des Larynx und in weiterer Folge zu Schluckstörungen bis hin zu Aspirationen und Atemwegserkrankungen.

Frühgeborene leiden besonders häufig an GERD – auf Grund einer Unreife des unteren Ösophagussphinkter und einer mangelhaften Anpassung des Sphinktertonus auf abdominelle Druckveränderungen. Neurologische Schädigungen können sich auch in Form einer Motilitätsstörung des Ösophagus und einer defekten Kontrolle des unteren Ösophagussphinkter und der Peristaltik zeigen. Eine dauerhafte Ernährung mittels nasogastrischer Sonde kann auch zu einer Irritation des Sphinkters und dadurch zu einem pathologischen Reflux führen.

Refluxbedingte Entzündungen des Ösophagus und des Larynx bewirken, dass das Trinken für Säuglinge sehr schmerzhaft wird. Auch aversive Geschmackserlebnisse nach und während des Erbrechens verschlechtern die Essenssituation. So kann es innerhalb kurzer Zeit zu einer vollständigen Nahrungsverweigerung kommen (Wilken 2007). Refluxmaterial kann manchmal auch aspiriert werden. Dies führt zu Atemwegserkrankungen, die sich ebenfalls auf die Nahrungsaufnahme auswirken.

Die Säuglinge reagieren mit Ablehnung und Schreien auf das Nahrungsangebot. Sie wenden den Kopf ab und strecken sich durch. Wird trotzdem versucht zu füttern, wird die Ablehnung des Kindes verstärkt. Um einer kompletten Nahrungsverweigerung vorzubeugen, ist es wichtig, auf die Signale des Kindes zu achten. In manchen Fällen ist es sinnvoller, bis zur Verbesserung der Symptome der GERD für eine gewisse Zeit die orale Nahrungsaufnahme auf ein Minimum zu reduzieren und stattdessen dem

Kind positive orale Erlebnisse anzubieten. Eine logopädische Begleitung und Beratung der Eltern in dieser Phase ist sehr wichtig.

Eine frühzeitige korrekte Diagnosestellung und eine eventuelle medikamentöse Therapie sind von entscheidender Bedeutung, um langwierige Folgen und Nahrungsverweigerung zu verhindern. Grundsätzlich sollten Kinder mit GERD in einer möglichst aufrechten Haltung und mit mehreren kleinen Portionen gefüttert werden. Nach dem Trinken fördert eine Hochlagerung des Oberkörpers die ösophageale Clearence. Nach einer Studie von Corvaglia et al. (2007) bewirkt eine hochgelagerte, linksseitige Lagerung eine Verbesserung der Symptome des GERD. Auch das Eindicken der Nahrung und eine spezielle Refluxnahrung können einen positiven Effekt haben. Mögliche Interventionen bei Kindern, die – bedingt durch einen verstärkten Reflux – Probleme bei der Nahrungsaufnahme haben, zeigt die folgende Übersicht (▶ Kasten).

Maßnahmen bei Trinkschwierigkeiten von Frühgeborenen mit GERD
- Eingedickte Nahrung anbieten, eventuell medikamentöse Therapie
- Trinken nicht forcieren
- Kleine Portionen füttern
- In aufrechter Haltung füttern
- Den Oberkörper nach dem Trinken hochlagern
- Eltern beraten

6.5 Hirnblutungen und Veränderungen des Zentralnervensystems bei Frühgeborenen

Blutungen in die Ventrikel des Gehirns und Schädigungen des Marklagers sind weitere Komplikationen, die häufig bei sehr unreifen Frühgeborenen auftreten. Der Grund für die Blutungen ist die Unreife der zerebrovaskulären Strukturen. Je nach Schweregrad und Lokalisation der Hirnblutung kommt es zu oralmotorischen Störungen bis hin zur neurogenen Dysphagie mit Aspiration (▶ Abschn. 7.3).

6.5.1 Intraventrikuläre Hämorraghie (IVH)

Die typische Hirnblutung bei Frühgeborenen mit einem Gestationsalter von unter 28 Wochen ist die intraventrikuläre Hämorrhagie. Direkt unterhalb der Seitenventrikel liegt bei Frühgeborenen ein fragiles, unreifes Gefäßnetz, das sehr empfindlich auf Schwankungen des zerebralen Blutflusses und Blutdruckes reagiert (Deutsch u. Schnekenburger 2009).

Risikofaktoren für Hirnblutungen sind unter anderem Beatmungsprobleme, Blutdruckschwankungen, ein persistierender Ductus Arteriosus oder schnell wechselnde Oxygenierung (wie etwa durch Apnoen, Bradykardien und endotracheales Absaugen). Aber auch Erschütterungen beim Transport nach der Geburt können zu einer IVH führen. Man unterscheidet folgende Schweregrade:

I   Die Blutung beschränkt sich auf ein kleines Gebiet am Boden der Seitenventrikel (germinale Matrix) und wird in der Regel ohne weitere Folgen resorbiert.

II   Hierbei handelt es sich um eine leichte Einblutung in die Seitenventrikel, ohne dass diese ausgeweitet werden.

III Bei diesem Schweregrad ist der Ventrikel zu mehr als 50 % mit Blut gefüllt.

Eine schwere IVH führt zu Ventrikelerweiterungen, Zerstörung von Hirngewebe oder zu einer Ventrikeltamponade (früher Grad IV). Es kommt zu Apnoen, Bradykardien, Krampfanfällen und in späterer Folge zu einem Hydrocephalus. Je nach Ausmaß der Schädigung des Gewebes kann später eine infantile Zerebralparese auftreten (Muntau 2009).

6.5.2 Periventrikuläre Leukomalazie (PVL)

Die periventrikuläre Leukomalazie entsteht durch einen verminderten Blutfluss (Ischämie), durch Hypoxie oder durch pränatale Infektionen. Durch die Minderversorgung kommt es zu einer Schädigung der periventrikulären weißen Hirnsubstanz mit Ausbildung von Nekrosen und Zysten. Bei der schwersten Form kommt es zu einer Hirnatrophie mit Entwicklung eines Mikrozephalus.

6.6 Ernährung von Frühgeborenen

Bei sehr unreifen Säuglingen ist in der ersten Zeit oft nur eine künstliche (parenterale) Ernährung mit nährstoffreichen Infusionen möglich. Die Energiereserven von sehr kleinen Frühgeborenen sind sehr gering. Daher muss unmittelbar nach der Geburt mit einer parenteralen Ernährung begonnen werden. Nährstoffreiche Infusionen ermöglichen eine rasche Gewichtszunahme, die sich wiederum positiv auf den klinischen Zustand des Frühgeborenen auswirkt.

Das Gehirn entwickelt sich im letzten Trimenon der Schwangerschaft besonders schnell. Ein verzögertes Wachstum durch Nährstoffmangel in dieser Zeit lässt sich nicht mehr aufholen. Unzureichende Energiezufuhr in den ersten Lebenswochen von Frühgeborenen können nicht nur zu einer reduzierten körperlichen Entwicklung, sondern auch zu einer beeinträchtigten psychomotorischen Entwicklung führen (Mihatsch u. Pohlandt 2005).

Abhängig von der Nahrungsverträglichkeit und dem kindlichen Reifegrad wird von einer parenteralen Ernährung auf eine enterale Sondenernährung umgestellt. Der Nahrungsaufbau über den Magen-Darm-Trakt erfolgt in kleinen Schritten. Anfangs wird das Frühgeborene mit 1-2 ml/kg Körpergewicht mit angereicherter Muttermilch oder einer speziellen Frühgeborenennahrung über eine Sonde auf eine enterale Ernährung vorbereitet. Die Menge wird langsam gesteigert, bis eine alleinige Ernährung über die Sonde erfolgen kann.

Der Nährstoffbedarf des Kindes ist abhängig von dem Geburtsgewicht, dem Gestationsalter, der körperlichen Reife sowie der Fütterungsmethode (parenterale bzw. enterale Ernährung). Die tägliche Gewichtszunahme liegt zwischen der 23. und der 36. Schwangerschaftswoche zwischen 10 und 24 g. Das absolute Wachstumsmaximum wird um die 34. Schwangerschaftswoche mit 35 g pro Tag erreicht (Bindt et al. 2008).

Für Frühgeborene ist in den meisten Fällen abgepumpte Muttermilch die beste Nahrung, auch wenn sie selbst noch nicht trinken können. Sie ist gut verträglich, fördert das Wachstum und bietet einen Immunschutz für das Kind. In vielen Fällen wird die Muttermilch noch zusätzlich mit Nährstoffen angereichert, um dem hohen Energiebedarf des Frühgeborenen gerecht zu werden.

Entbinden Mütter vor der 32. Schwangerschaftswoche, bilden sie für 4 Wochen eine sog. Preterm-Milch. Muttermilch für frühgeborene Kinder unterscheidet sich in ihrer Zusammensetzung deutlich von der Muttermilch für reifgeborene Kinder. Der Eiweißgehalt ist deutlich erhöht, ebenso der Gehalt an Antikörpern, Stickstoff, Natrium, Chlorid, Eisen, Fettsäuren sowie Enzymen, die die Verdauung günstig beeinflussen.

Wenn das Frühgeborene noch nicht selbst trinken kann, muss die Milchproduktion mit Hilfe von Milchpumpen aufrechterhalten werden. Fehlt die Stimulation der Brust, nimmt die Laktation in wenigen Tagen ab. Sobald das Frühgeborene erste Trinkversuche unternehmen kann, ist das Üben des Trinkens an der Brust der beste Weg, ein koordiniertes, physiologisches und effizientes Trinkmuster zu erlangen.

Literatur

Bindt et al (2008) Ernährung von Frühgeborenen. Informationsbroschüre. Bundesverband „Das frühgeborene Kind" e. V., Frankfurt/Main

Corvaglia L et al (2007) The effect of body positioning on gastroesophageal reflux in premature infants: Evaluation by combined impedance and pH monitoring. J Pediatr 151(6):591–596

Deutsch J, Schnekenburger F (2009) Pädiatrie und Kinderchirurgie: für Pflegeberufe. Thieme, Stuttgart

Gesellschaft für Neonatologie und Pädiatrische Intensivmedizin (2009) Prävention und Therapie der bronchopulmonalen Dysplasie Frühgeborener. Leitlinie. Autorisiert für elektronische Publikation (AWMF online)

Gewolb I, Vice F (2006) Abnormalities in the coordination of respiration and swallow in preterm infants with bronchopulmonary dysplasia. DMCN 48:595–599

Gewolb I et al (2001) Developmental patterns of rhythmic suck and swallow in preterm infants. Dev Med Child Neurol 43(1):22–27

Hanlon et al (1997) Deglutition of apnoea as indicator of maturation of suckle feeding in bottle-fed preterm infants. Developmental Medicine and Child Neurology 39(8):534–542

Lau C, Kusnierczyk I (2001) Quantitativ evaluation of infant's nonnutritive and nutritive sucking. Dysphagia 16(1):58–67

Mihatsch W, Pohlandt F (2005) Enterale Ernährung von Frühgeborenen. Monatsschr Kinderheilk 153:1165–1171. doi:10.1007/s00112-005-1262-7

Muntau A (2009) Intensivkurs Pädiatrie. Urban & Fischer, München

Pohlandt F et al (1998) Frühgeburt an der Grenze der Lebensfähigkeit des Kindes. Perinat Med 10:99–101

Thach B (1997) Reflux associated apnea in infants: Evidence for a laryngeal chemoreflex. Am J Med 103(5A):120–124

Thoyre S, Carlson J (2003) Preterm infants behavioural indicators of oxygen decline during bottle feeding Issues and innovation in nursing practice. J Adv Nurs 43(6):631–641

Thoyre S et al (2005) The early feeding skills Assessment for preterm infants. Neonatal Netw 24(3):7–16

Hawdon JM et al (2000) Identification of neonates at risk of developing feeding problems in infancy. Developmental Medicine and Child Neurology 42:235–239

Wilken M (2007) Die Fütteraversionsskala – Entwicklung und Evaluation eines Verfahrens zur Diagnostik von frühkindlichen Fütterstörungen bei Frühgeborenen. Dissertation, Universität Osnabrück

Wolf L, Glass R (1992) Feeding and swallowing disorders in infancy: Assessment and management. Therapy Skill Builders, San Antonio, TX

Ursachen einer frühkindlichen Dysphagie

Daniela Biber

D. Biber, *Frühkindliche Dysphagien und Trinkschwächen*,
DOI 10.1007/978-3-642-44982-6_7, © Springer-Verlag Berlin Heidelberg 2014

Die Ursachen einer Dysphagie sind vielfältig; eine genaue Abgrenzung zwischen primär organischer und nichtorganischer Dysphagie ist manchmal schwer zu treffen, da beide Krankheitsformen sich oft überschneiden und gegenseitig beeinflussen. Auch in der Literatur gibt es viele Überschneidungen der Definitionen. Der Einfachheit halber werden in diesem Kapitel die organischen Ursachen einer Dysphagie in anatomisch bedingte, genetisch bedingte und neurogen bedingte Schluckstörungen eingeteilt.

7.1   Anatomisch bedingte Schluckstörungen

Zu den anatomischen Ursachen von Schluckstörungen zählen Schädigungen im Bereich der oropharyngealen und der ösophagealen Strukturen. Bei Kindern beeinträchtigen häufig angeborene Fehlbildungen die Schluckfunktion (▶ Kasten). Je nach Lage und Ausprägung der Fehlbildung sind Auswirkungen auf das Trinkverhalten zu erwarten.

Schädigungen im oropharyngealen Bereich, z. B. Verletzungen, Entzündungen oder auch Tumore, können mechanische Hindernisse für das Schlucken darstellen. Auch hypertrophe Adenoide und Tonsillen können eine Beeinträchtigung des Schluckvorgangs verursachen.

Angeborene Fehlbildungen
- Craniofaziale Anomalien (Dysplasien, Lippen-, Kiefer-, Gaumenspalten)
- Velumspalten
- Fehlbildungen der Zunge (z. B. Makroglossie, Mikroglossie, Ankyloglossie)
- Mikroretrognathie
- Choanalatresie
- Laryngomalazie
- Tracheoösophageale Fistel
- Stenosen im Bereich des Larynx und des Ösophagus

7.2   Genetische Syndrome mit möglichen Schluckstörungen

Säuglinge mit genetischen Syndromen zeigen im Rahmen anderer neurologischen Dysfunktionen häufig auch Schluckstörungen und Ernährungsschwierigkeiten. In der folgenden Tabelle (◨ Tab. 7.1) sind die häufigsten, mit möglichen Schluckstörungen einhergehende Syndrome aufgelistet.

Tab. 7.1 Syndrome und die Auswirkungen auf das Trinkverhalten. (Adaptiert nach Arvedson u. Brodsky 2002)

Syndrom	Mögliche Anomalien	Auswirkungen auf das Trinkverhalten
Trisomie 21	Typische Gesichtsfehlbildungen wie Epikanthus; mongoloide Schrägstellung der Lidwinkel; Makroglossie (oft funktionell bedingt); Muskelhypotonie; Herzfehler; mentale Retardierung	Hypotonie des gesamten orofazialen Bereiches; sehr schwaches Saugen; Säuglinge ermüden schnell; inaktive Zunge; Koordinationsprobleme beim Trinken; oft leises Schreien
Trisomie 18 (Edwards-Syndrom)	Multiple Fehlbildungen; motorische und kognitive Behinderungen; Balkenagenesie; Mikrognathie; „möwenartiges" Schreien; Minderwuchs; meist sehr frühe Sterblichkeit	Koordinationsprobleme; schwaches Saugen; oft späte Schluckreflextriggerung; Aspirationsgefahr
Möbius-Sequenz	Agenesie oder Hypoplasie motorischer Ganglienzellgruppen (v.a. Hirnnervenkerne); motorische Ausfälle v.a. im Bereich der Hirnnerven VI u. VII (seltener III, IX, X, XII); „masklike face"	Je nach Ausprägung der Schädigung fehlende orofaziale Reflexe (VII); fehlende Schluckreflextriggerung (IX, X); eingeschränkte Zungenmotorik (XII)
Apert-Syndrom	Gehört zur Gruppe der craniofazialen Fehlbildungen (wie Crouzon-Syndrom, Carpenter-Syndrom, Pfeiffer-Syndrom, Saethre-Chotzen-Syndrom); vorzeitige Verknöcherung der Schädelknochen (Turm- oder Spitzschädel ohne Hinterkopfausformung) und Unterentwicklung des Mittelgesichtes; Gaumenspalte oder gotischer Gaumen; Beeinträchtigung des Seh- und Hörvermögens	Schluckstörungen und Trinkprobleme je nach Ausbildung des Schweregrades der Gesichtsmissbildung
Prader-Willi-Syndrom	Genmutation des Chromosoms 15; Muskelhypotonie; Hypogenitalismus; mandelförmige Augen; mentale Retardation	Bedingt durch die ausgeprägte muskuläre Hypotonie eingeschränkte orofaziale Reaktionen und zu schwaches Saugen

Tab. 7.1 (*Fortsetzung*) Syndrome und die Auswirkungen auf das Trinkverhalten. (Adaptiert nach Arvedson u. Brodsky 2002)

Syndrom	Mögliche Anomalien	Auswirkungen auf das Trinkverhalten
Pierre-Robin-Sequenz (oft in Verbindung mit anderen Fehlbildungen)	U-förmige Gaumenspalte; Hypoplasie der Mandibula; mandibuläre Retrognathie; Rückverlagerung der Zunge (Glossoptose)	Atemprobleme durch Rückverlagerung der Zunge; Saugprobleme, da die Zunge nicht unter dem Sauger zu liegen kommt
Beckwith-Wiedemann-Syndrom	Makroglossie; Mikrozephalus; erhöhte Wahrscheinlichkeit für Nierentumore	Ernährungsschwierigkeiten bedingt durch die Makroglossie
DiGeorge-Syndrom, velokardiofaziales Syndrom (Mikrodeletion-Syndrom 22q 11);	Beruht auf einer Entwicklungsstörung der Schlundbögen; unterschiedliche Ausprägung der Symptomatik; Fehlbildung von Herz, Thymus, Niere, Gaumen, Gesicht (Mikrognathie, breite Nasenwurzel, schmaler Mund, dysplastische Ohren); velopharyngeale Insuffizienz; Muskelhypotonie	Eingeschränkte Motorik von Velum und Pharynx (dadurch häufiger Reflux in den Nasopharynx und pharyngeale Retentionen mit postdeglutitiver Aspiration)
Cri-du-chat-Syndrom	Katzenschreiartiges und schrilles Schreien, bedingt durch Laryngomalazie; Muskelhypotonie; Mikrozephalie; breite Nasenwurzel; Hypertelorismus; kognitive und motorische Entwicklungsbehinderungen	Schlechte Koordinationsfähigkeit beim Trinken; bedingt durch die Laryngomalazie häufig auch Atemprobleme, die das Trinkverhalten zusätzlich verschlechtern

7.3 Neurologisch bedingte Schluckstörungen

Probleme beim Saugen und Schlucken sind häufig neurogenen Ursprungs. Das Störungsmuster einer neurologisch bedingten Schluckstörung ist meist sehr komplex. Es können Störungen der Mundmotorik, Fazialisparesen und Paresen von Schluckmuskeln auftreten. Neben sensiblen Störungen des oropharyngealen und ösophagealen Bereiches führen eine fehlende oder verzögerte Schluckreflextriggerung, eine verminderte Hyoid-Larynxelevation oder eine Dysfunktion des oberen Ösophagussphinkters zu einer mehr oder weniger stark ausgeprägten Dysphagie mit einer möglichen Aspiration (Prosiegel u. Buchholz 1999). Eine Aspiration kann prä-, intra- oder postdeglutitiv erfolgen.

Neurologisch bedingte Schluckstörungen können durch Läsionen auf folgenden Ebenen entstehen: im Bereich des Zentralnervensystems (im Kortex oder dem Marklager des Gehirns), im Bereich der Hirnnervenkerne und Hirnnerven, in der neuromuskulären Übergangsregion oder im Bereich der Muskulatur (Prosiegel u. Buchholz 1999).

Säuglinge mit einer neurogenen Dysphagie fallen oft durch fehlendes Speichelschlucken, starke Sättigungsschwankungen oder vermehrtes Husten und Würgen bei der Nahrungsaufnahme auf. Auch fehlende orale Reflexe und Reaktionen, Probleme, einen Schluck zu initiieren, nasale Regurgitation und eine verschleimte Atmung während oder nach dem Trinken sind Hinweise auf eine neurogene Dysphagie mit Aspiration.

Die häufigsten Ursachen für neurogene Schluckstörungen im frühen Kindesalter sind peri- und postpartale Asphyxien. Diese können zu Hirnschädigungen führen, welche sich wiederum in Schluckproblemen widerspiegeln können. Auch Abnormitäten in der intrauterinen Entwicklung des Gehirns resultieren aus einem breiten Spektrum von motorischen, geistigen und später kommunikativen Störungsbildern, die oft in engem Zusammenhang mit Schluckstörungen stehen.

Eine Auswahl von Ursachen einer neurogenen Dysphagie im Kindesalter ist in ◻ Tab. 7.2 dargestellt. Die Aufzählung aller möglichen Schädigungen im zentralen, peripheren, neuromuskulären und neurometabolischen System würde den Rahmen dieses Buches sprengen. Die Manifestation von neurogenen Dysphagien in der Kindheit sind in weiterer Folge sehr stark von der allgemeinen neurologischen Weiterentwicklung, der Entwicklung des respiratorischen Systems, dem Gesundheitszustand und den Umweltbedingungen abhängig.

■ **Fallbeispiel**

Christina kam in der 40. Schwangerschaftswoche nach einer unauffälligen Schwangerschaft zur Welt. Die Geburt verlief problemlos. Kurz nach der Geburt fiel sie jedoch durch einen sehr schlaffen Muskeltonus auf. Erste Stillversuche waren erfolglos, da sie „kein Interesse" an der Brust zeigte. Beim Versuch, sie mit der Flasche zu füttern, zeigte sie Sauerstoffsättigungsabfälle und Bradykardien.

◻ **Tab. 7.2** Mögliche Ursachen neurogener Dysphagien. (Adaptiert nach Arvedson u. Brodsky 2002)

Pränatal	Perinatal	Postpartal
– Genetische Syndrome – Hirn- und Rückenmarksfehlbildungen – Intrauterine Intoxikationen (Alkohol, Drogenmissbrauch) – Intrauterine Infektionen (z. B. Röteln, Toxoplasmose)	– Hypoxisch-ischämische Hirnschädigung – Frühgeburtlichkeit	– Tumore – Infektionen (Meningitis, Enzephalitis, Poliomyelitis) – Traumatische Entephalopathien und Hirnstammverletzungen – Bilirubinenzephalopathie – Degenerative Erkrankungen der Hirnsubstanz – Metabolische Enzephalopathien

Anhand der logopädischen Diagnostik ergab sich folgendes Bild: Christina lag wach, aber auffallend hypoton in einer Extensionshaltung im Bett. Sie wurde mittels Nasogastralsonde ernährt. Beim Setzen der Sonde zeigte sie laut Pflegeperson kaum Würge- und Hustenreaktionen.

Sie zeigte nur schwache Reaktionen auf sensorische Stimuli. Die Mimik war symmetrisch, jedoch nur schwach ausgeprägt. Bei offener Mundhaltung war eine leicht vorverlagerte Zunge und Speichelfluss zu sehen. Bei der Überprüfung der oralen Reflexe und Reaktionen zeigte sie keinen Suchreflex, der Saugreflex war nach starker intraoraler Stimulation schwach auslösbar. Der Würgreflex erfolgte verzögert und war nach hinten verlagert. Zungenprotrusion und transversaler Zungenreflex waren ebenfalls stark verzögert. Beim Anbieten eines Schnullers zeigte sie keinerlei Reaktionen.

Auf Grund dieses Befundes wurde auf einen Trinkversuch verzichtet. Bei der endoskopischen Schluckuntersuchung ergab sich bei normalen, anatomischen, oropharyngealen Strukturen ein Leaking (Speichel trat vorzeitig ohne Auslösung eines Schluckreflexes in den Pharynx über). Die Schluckreflextriggerung war verzögert, und es trat eine prädeglutive Aspiration mit schwachem Hustenreflex auf. Das durchgeführte MRT zeigte eine verzögerte Myelinisierung der Axone.

Die logopädische Therapie zielte auf eine intensive orofaziale und intraorale Stimulation, um den Muskeltonus und die Sensibilität zu verbessern (▶ Abschn. 11.9 und ▶ Abschn. 11.10). Zum Stimulieren des Saug- und Schluckreflexes wurden Christina während des Sondierens eine geringe Menge eingedickte Muttermilch angeboten („Fingerfeeding"; ▶ Abschn. 12.4.1). Auf die richtige Lagerung im Bett und während der Therapie wurde besonders geachtet. Christina erhielt gleichzeitig intensive Physiotherapie.

Nach 4 Wochen verbesserte sich die orofaziale Situation dahingehend, dass Christina aktivere Bewegungen und verstärkte Reflexaktivität zeigte. Mit eingedickter Nahrung wurden erste Schluckversuche durchgeführt. In der darauffolgenden Videofluoroskopie (▶ Abschn. 10.3) wurde eine leicht verzögerte Schluckreflextriggerung mit Penetration, jedoch keine Aspiration mehr festgestellt. Daraufhin wurden die Trinkversuche mit eingedickter Muttermilch intensiviert. Mit 3 Monaten zeigte das MRT eine Verbesserung der Myelinisierung. Im Alter von 4 Monaten konnte Christina vollständig oral ernährt werden.

Ziele der logopädischen Therapie waren die Vermeidung einer oralen Deprivation, das Aufrechterhalten der muskulären Aktivität sowie die Stärkung des Muskeltonus. Durch die Stimulation während des Sondierens erlernte Christina den Zusammenhang zwischen Geschmack, oraler Aktivität und dem Gefühl des Sattwerdens. Gleichzeitig wurde die Mutter intensiv in die Therapie miteinbezogen, um die Mutter-Kind-Beziehung zu stärken. Diese Faktoren bewirkten nach Verbesserung der Myelinisierung einen schnellen Übergang zu einer vollständig oralen Ernährung und das Vermeiden einer Fütterstörung.

Literatur

Arvedson J, Brodsky L (2002) Pediatric swallowing and feeding. Singular Publishing Group, Albany, NY

Prosiegel M, Buchholz D (1999) Neurologisch bedingte Schluckstörungen. In: Bartolome G, Schröter-Morasch H (Hrsg) Schluckstörungen – Diagnostik und Rehabilitation, 2. Aufl. Urban & Fischer, München, S 39–50

Sensorisch bedingte Probleme bei der Nahrungsaufnahme

Daniela Biber

D. Biber, *Frühkindliche Dysphagien und Trinkschwächen*,
DOI 10.1007/978-3-642-44982-6_8, © Springer-Verlag Berlin Heidelberg 2014

Die adäquate Verarbeitung von sensorischen Reizen ist die Grundlage für physiologische motorische Funktionen. Veränderungen im Bereich der sensorischen Wahrnehmung beeinflussen nicht nur die Nahrungsaufnahme, sondern auch das Verhalten des Kindes. Diese Problematik soll anhand eines Fallbeispiels näher erläutert werden.

■ **Fallbeispiel**

Emma kam im Alter von 3 Monaten auf Grund einer schweren Anämie auf die pädiatrische Intensivstation. Sie musste wegen ihres schlechten Allgemeinzustandes für 3 Wochen intubiert werden. Bis zu diesem Zeitpunkt wurde Emma voll gestillt. Sie war ein reifes Neugeborenes, und weder in der Schwangerschaft noch während der ersten 3 Lebensmonate gab es besondere Auffälligkeiten. Das Stillen klappte von Anfang an gut. Einen Schnuller wollte Emma nie.

Zunächst erfolgte eine logopädische Begutachtung. Nach der Aufwachphase waren keine neurologischen Auffälligkeiten zu sehen. Allerdings reagierte Emma sehr empfindlich auf Berührungen. Sie zeigte eine taktile Abwehr, verweigerte anfangs jeden Körperkontakt und schrie, wenn ihre Mutter sie auf den Arm nehmen wollte. Beim Anbieten des Saugers oder des Schnullers würgte sie, sobald sie einen Reiz auf den Lippen spürte. Jede Art der oralen Manipulation war für sie eine Überforderung. Die Mutter hatte in der Zwischenzeit abgestillt und Emma sollte lernen, aus der Flasche zu trinken. Auf Grund ihrer hypersensiblen Reaktionen musste sie jedoch weiterhin über eine Nasogastralsonde ernährt werden. Insgesamt zeigten sich, soweit beurteilbar, keine Hinweise auf oralmotorische Auffälligkeiten.

Nach einiger Zeit ließ die taktile Abwehr nach, und Emma ließ Berührungen zu. Es war kein Problem mehr, sie hochzunehmen und herumzutragen. Auf Reize im orofazialen Bereich reagierte sie aber nach wie vor so überempfindlich, dass sie oral keine Nahrung zu sich nehmen konnte. Die notwendige Mundpflege und das Setzen der Sonde stellten für Emma weitere negative orale Erfahrungen dar. Dazu kam die zunehmende Verzweiflung der Mutter, die nicht verstand, warum ihr Kind das Essen verweigerte. Verschiedenste Fütterversuche des Pflegepersonals mit ständig wechselnden Personen führten eher zu einer Verschlechterung der Situation.

In der Therapie wurde die Mutter unterstützt und ermuntert, viel Körperkontakt zu ihrem Kind aufzunehmen. Wichtige Therapieschwerpunkte waren die Massage der Hände und Fingerspiele. Der Hand-Mund-Kontakt wurde forciert, und Emma wurde dabei geholfen, mit ihren eigenen Händen den Mundbereich zu stimulieren. Mit der Zeit tolerierte sie Berührungen am Kopf und im Gesicht. Während des Sondierens wurden ihr immer ein paar Tropfen Milch auf die Lippen gegeben. Langsam fing Emma an, die Milch von ihren Lippen zu schlecken. Weitere Trinkversuche wurden in dieser Zeit unterlassen. Spielerisch wurde ihr immer wieder der Schnuller angeboten, bis sie nach 1 Woche erstmals anfing, am Schnuller zu saugen. Der nächste Schritt war, den Schnuller mit Milch zu benetzen und – wenn sie Hunger hatte – mit einer Spritze etwas Milch zusätzlich in den Mund zu geben. Diese Menge wurde langsam gesteigert. Es war wichtig, Emmas Grenzen nicht zu überschreiten und sie Schritt für Schritt wieder an das Trinken zu gewöhnen. Die Mutter übernahm in der Klink den größten Teil der Pflege und die Anleitung der ersten Trinkversuche. So hatte Emma eine konstante Bezugsperson; gleichzeitig war die Mutter in die Therapie eingebunden.

Nach 3 Wochen schaffte Emma es, den größten Teil der Nahrung selbst zu sich zu nehmen; sie konnte ohne Sonde in häusliche Pflege entlassen werden. Sie wurde ambulant weiterbetreut. Mit 14 Monaten traten beim Übergang zu fester Nahrung kurzfristig noch einmal Schwierigkeiten auf; diese konnten aber durch spielerische Unterstützung schnell überwunden waren.

Viele Kinder reagieren mit sensorischen Problemen im orofazialen Bereich, auch wenn die Grunderkrankung bereits behoben ist. Sind die oralmotorischen Funktionen unauffällig, spricht man von einer abnormen, oropharyngealen sensorischen Perzeption oder einer Responsivitätsstörung. Primär unterscheidet man bei den Responsivitätsstörungen zwischen orofazialer Hypersensibilität und orofazialer Hyposensibilität.

8.1 Orofaziale Hypersensibilität

Hypersensibilität im orofazialen Bereich kann bei Kindern in jedem Alter und in unterschiedlicher Ausprägung auftreten. In den meisten Fällen entstehen sensorisch bedingte Störungen im Bereich der Nahrungsaufnahme durch immer wiederkehrende negative Erlebnisse im orofazialen Bereich und auf Grund oraler Deprivation bei langandauernder Sondenernährung. Viele Kinder reagieren auch mit oraler Abwehr und oraler Hypersensibilität auf Füttern unter Zwang. Schwere Grunderkrankungen wie bronchopulmonale Dysplasie und Herzfehler sowie gastroenterologische Erkrankungen können im Rahmen ihres Verlaufes die sensorische Reizverarbeitung beeinflussen.

Negative orale und pharyngeale Reize wie Intubation, Absaugen, Setzen der Sonde und unsanfte Mundpflege führen zu einem ablehnenden Verhalten, sobald das Kind einen oralen Stimulus spürt. Besteht keine Notwendigkeit der oralen Aktivität, kommt es zusätzlich zu einer Schwäche der zum Trinken notwendigen Muskulatur und zur Herabsetzung der oralen Reflexe. Wird ein Baby ausschließlich über eine Sonde ernährt, erlernt es den Zusammenhang zwischen oraler Aktivität und dem Gefühl der Sättigung nicht. Es besteht also für das Kind keine Notwendigkeit, die negativen Gefühle zu überwinden und zu trinken.

Bei einer ausgeprägten Hypersensibilität verweigert das Baby die Nahrungsaufnahme komplett. Es reagiert auf Fütterversuche mit Würgen und Erbrechen. Auch auf allgemeine orale Reize zeigt es ablehnende Reaktionen. Es akzeptiert eventuell die eigene Hand im Mund, zeigt aber sonst einen sehr weit vorverlagerten Würgreflex.

Ist die Hypersensibilität nicht ganz so stark ausgeprägt, beginnen Säuglinge zu trinken, wenn sie hungrig sind. Solange die Reflexaktivität noch hoch ist, scheint ihnen das Trinken keine Probleme zu bereiten. Sobald jedoch der erste Hunger gestillt ist und somit die oralen Reflexe schwächer werden, hören sie auf zu trinken und verweigern jede weitere Nahrung. Diese Babys fallen auch manchmal dadurch auf, dass sie am besten im Halbschlaf trinken. In diesem Zustand ist die Reizschwelle niedriger, und das Trinken klappt meist gut. Viele Eltern gehen dann oft dazu über, das Kind im Schlaf zu füttern. Das sichert zwar vorübergehend die Kalorienaufnahme, entspricht aber keinesfalls einem natürlichen Essverhalten und führt zu großen Problemen in der Interaktion zwischen Eltern und Kind.

Bei Kindern, die älter als 3 Monate sind, ist der Saugreflex nur mehr ganz schwach ausgeprägt. Sie verweigern die Nahrungsaufnahme häufig von Beginn an. Sie wenden den Kopf von der Nahrungsquelle ab oder lassen die Milch aus dem geöffneten Mund wieder herausrinnen. Manche Kinder trinken zwar die Milch, aber der Übergang zur Breinahrung gelingt nicht.

Beim Übergang zu festerer Nahrung reagieren Kinder mit oraler Hypersensibilität besonders empfindlich auf Lebensmittel mit unterschiedlicher Konsistenz. Sie vermeiden oft die orale Exploration von Gegenständen und zeigen Abwehr beim Zähneputzen. Oft berichten die Mütter, dass die Kinder ständig darauf bedacht sind, Hände und Mund sauber zu halten.

8.2 Orofaziale Hyposensibilität

Die Reaktionen auf orale Reize sind verlangsamt und unvollständig. Ist der Reiz zu schwach, beginnen die Kinder erst gar nicht zu trinken. Erst bei starker Stimulation sind Saug- und Schluckmuster auslösbar. Wenn sie zu trinken beginnen, füllen sie den Mundraum mit sehr viel Milch, bevor der Schluckreflex ausgelöst wird. Die Gefahr besteht darin, dass der Schluckreflex zu spät getriggert wird und es zu einer Schluckstörung mit Aspiration kommen kann. Ein zu schwaches Saugmuster kann auch ein Hinweis auf eine Hyposensibilität sein. In diesem Fall ist der sensorische Input so schwach, dass die Kinder keine adäquaten Saugmuster entwickeln können (Arvedson u. Brodsky 2002). Ältere Kinder behalten die Nahrung oft lange im Mund, da der Stimulus des Bolus nicht stark genug ist, um die orale Transportphase und ein Schlucken auszulösen.

Eine isolierte orale Hyposensibilität ist selten. Meist zeigen die Kinder Auffälligkeiten der sensorischen Perzeption am ganzen Körper. Sie brauchen allgemein starke Stimuli und fallen manchmal durch eine verzögerte Entwicklung auf, da durch die verminderte Aufnahme von Reizen die Entwicklung nicht stimuliert wird.

8.3 Differenzierung zwischen sensorischen und motorischen Problemen

Oft ist es schwer, genau zu unterscheiden, ob es sich um ein primär sensorisches oder motorisches Problem im Bereich der Nahrungsaufnahme handelt. Häufig sind sensorische Auffälligkeiten an Grunderkrankungen gekoppelt, die sich auch auf die motorische Entwicklung auswirken. Kinder mit neuromuskulären Erkrankungen haben oft sensomotorische Dysfunktionen. Umgekehrt können sensorische Probleme auch Auffälligkeiten der oralpharyngealen Motorik verursachen. In ◘ Tab. 8.1 sind einige Kriterien aufgelistet, die zur Differenzierung zwischen sensorischer und motorischer Problematik herangezogen werden können.

◘ Tab. 8.1 Sensorische versus motorische Probleme im oropharyngealen Bereich

Sensorische Perzeptionsstörung	Oropharyngeale motorische Störung
In der Vorgeschichte oft langer Aufenthalt auf einer Intensivstation mit Intubation (ohne pharyngealer oder laryngealer Schädigung)	Schluckstörung auf Grund von Intubationsschäden
Keine Auffälligkeiten bei Begutachtung der orofazialen Strukturen und Funktionen (Mundschluss, Zungenruhelage, Speicheln, Mimik etc.)	Auffällige orofaziale Strukturen und Funktionen
Normale, altersentsprechende Trinkmuster können zumindest für kurze Zeit aufrechterhalten werden	Gleichbleibendes auffälliges Trinkverhalten
Das Kind trinkt im halbwachen Zustand oder nachts besser	Trinkverhalten ist unabhängig von der Tageszeit
Hohes Maß an Saugverwirrung bei Brust oder Sauger	Tolerierung des Wechsels zwischen Brust und Sauger
Ein hyposensibles Kind braucht einen sehr großen Sauger, um den Reiz verarbeiten zu können	Ein großer Sauger verschlechtert das Trinkmuster
Der Würgreflex ist häufig schon bei Berührung der Lippen auslösbar	Der Würgreflex ist normal bzw. je nach Ausprägung der motorischen Problematik
Starke Aversionen bei verschiedenen Geschmacksrichtungen	Tolerierung verschiedener Geschmacksrichtungen
Ein kleiner Säugling verweigert das Trinken, sobald der Saugreflex schwächer wird. Stärkere Ausprägung bei einem Kind, das älter als 4 Monate ist und dessen Oralmotorik weniger reflexgesteuert ist	Trinkmuster je nach Ausprägung der Störung der Oralmotorik
Ein älteres Kind vermeidet es, etwas in den Mund zu stecken	Orale Exploration möglich
Verweigerung von Nahrung mit gemischter Konsistenz	Konsistenz der Nahrung je nach Alter und motorischer Problematik
Ein älteres Kind toleriert Wasser am besten (kein Geschmack, ähnlich dem Speichel)	Bevorzugung von Nahrungsmitteln mit Geschmack

Literatur

Arvedson J, Brodsky L (2002) Pediatric swallowing and feeding. Singular Publishing Group, Albany, NY

Diagnostik von frühkindlichen Schluckstörungen und Trinkschwächen

Daniela Biber

D. Biber, *Frühkindliche Dysphagien und Trinkschwächen*,
DOI 10.1007/978-3-642-44982-6_9, © Springer-Verlag Berlin Heidelberg 2014

Schluckstörungen, Trinkschwächen und Fütterstörungen treten bei Neu- und Frühgeborenen fast nie als isolierte Störungen auf. Meist sind sie eingebunden in andere Auffälligkeiten und Grunderkrankungen, die eine interdisziplinäre Vorgehensweise erfordern. Besonders häufig von Trinkschwierigkeiten betroffen sind Kinder mit einem medizinisch komplizierten Verlauf. Frühgeburtlichkeit, hypoxisch-ischämische Hirnschädigungen, syndromale Erkrankungen, angeborene Fehlbildungen und Probleme des gastrointestinalen Traktes stellen ein hohes Risiko für Probleme bei der Nahrungsaufnahme dar (Rommel et al. 2003).

Die komplexe Symptomatik einer Störung im Bereich der Nahrungsaufnahme erfordert immer die genaue Kenntnis der Anamnese und des Entwicklungstandes des Kindes. Erste Fütterversuche werden unternommen, sobald die Lebensfunktionen des Neugeborenen stabilisiert sind. Säuglinge mit Problemen im Bereich der Nahrungsaufnahme werden oft erst durch Sauerstoffsättigungsabfälle beim Trinken, Nahrungsverweigerung oder durch zu geringe Trinkmengen auffällig.

Je früher Probleme des orofazialen Funktionskreises erkannt werden, desto besser ist das therapeutische Ergebnis. Muss das Kind über längere Zeit mittels einer Sonde ernährt werden, ist vor dem ersten Trinkversuch eine genaue logopädische Diagnostik sinnvoll, da durch ausschließliche Sondenernährung dem Kind jede Möglichkeit fehlt, die für das Trinken notwendigen Mundfunktionen zu üben. Frühzeitige positive Erfahrungen im Mundbereich, nonnutritives Saugen, Elternberatung und – wenn nötig – orofaziale Stimulation bereiten das Kind auf eine physiologisch richtige Nahrungsaufnahme vor. Je früher Kinder Unterstützung bei der Entwicklung der Mundfunktionen bekommen, desto schneller und problemloser erlernen sie das Trinken.

9.1   Definition der Begriffe Dysphagie, Trinkschwäche und Fütterstörung

Der Begriff „Dysphagie" (Schluckstörung) wird oft pauschal und wenig differenziert verwendet. Im allgemeinen Sprachgebrauch umfasst dieser Begriff auch Störungsbilder wie Fütter- oder Essstörungen und Störungen der Nahrungsaufnahme im Sinne einer Nahrungsverweigerung. Für eine bessere Verständlichkeit und als Arbeitsdefinition werden in diesem Kapitel die Begriffe genauer erklärt.

9.1.1   Oropharyngeale Dysphagie

Die oropharyngeale Dysphagie ist meist Folge neurologischer Störungen, Fehlbildungen oder Erkrankungen, die die Funktion des oropharyngealen oder laryngealen Bereiches betreffen. Man differenziert zwischen Dysphagien mit einem oralen und einem pharyngealen Schwerpunkt. Je nach Ausprägung kann eine Dysphagie mit oder ohne

Aspiration auftreten. Aus der primär dysphagischen Funktionsstörung kann sich eine sekundäre Nahrungsverweigerung entwickeln (Frey 2011).

9.1.2 Ösophageale Dysphagie

Die ösophageale Dysphagie wird durch eine Behinderung der Nahrungspassage durch den Ösophagus oder durch Erkrankungen des Gastrointestinaltraktes verursacht. Fehlbildungen der Speiseröhre wie Atresien und Stenosen, (refluxbedingte) Entzündungen, Motilitätsstörungen und Störungen der Ösophagussphinkter (Achalasie) wirken sich auf das Schluckverhalten aus. Erkrankungen des gastrointestinalen Systems können indirekt durch Übelkeit, Erbrechen oder häufiges Würgen zu einer Beeinträchtigung der Nahrungsaufnahme führen.

9.1.3 Trinkschwäche

Für eine genaue Differenzierung wird in diesem Buch der Begriff „Trinkschwäche" gesondert beschrieben, obwohl die Trinkschwäche dem Begriff oropharyngeale Dysphagie zuzuordnen ist. Eine Trinkschwäche kann bei Säuglingen auftreten, wenn sie auf Grund ihrer medizinischen Vorgeschichte für längere Zeit nicht die Möglichkeit hatten, oralmotorische Erfahrungen zu sammeln.

Frühgeborene sind auf Grund ihrer Unreife noch nicht in der Lage, koordiniert zu trinken. Bei intakten orofazialen Strukturen und Funktionen ist es dem Säugling nicht möglich, eine ausreichende Trinkmenge zu sich zu nehmen. Durch die orofaziale Hypotonie, die fehlende Kieferstabilität, den unzureichenden Mundschluss und die unreife Koordination von Saugen, Atmen und Schlucken verbraucht das Frühgeborene beim Trinken sehr viel Energie. Es ermüdet rasch und schläft schnell wieder ein. Ohne zusätzliche Ernährung über eine Nasensonde bleibt das Gedeihen aus. Bedingt durch eine lange Ernährung über eine Sonde fehlt dem Kind die Selbstregulation der Hunger- und Sättigungsgefühle, und es kann zu einer sekundären Fütterstörung kommen.

9.1.4 Fütterstörung

Bei der Fütterstörung handelt es sich um Probleme bei der Nahrungsaufnahme, die keine organischen Ursachen haben. Laut ICD-10 beinhaltet die Fütterstörung eine Nahrungsverweigerung oder ein extrem wählerisches Essverhalten, obwohl ein ausreichendes Nahrungsangebot vorhanden ist, eine kompetente Betreuungsperson zur Verfügung steht und keine organische Krankheit vorliegt. Symptome für eine Fütterstörung können Würgen, Erbrechen, Verweigerung und Essen unter Zwang sein (Wilken u. Jotzo 2004).

9.2   Logopädische Begutachtung

Meist werden Kinder der Logopädie zugewiesen, weil sie zu wenig, schlecht oder gar nicht trinken. Bei der logopädischen Diagnostik ist die Trinkmenge jedoch nicht das entscheidene Kriterium. Auch Kinder, die auf normale Trinkmengen kommen, können schwerwiegende Trink- und Schluckprobleme haben. In erster Linie ist die Qualität des Trinkens ausschlaggebend. Dies beinhaltet eine gute Saug-Schluck-Atem-Koordination, eine altersentsprechende Reife der primären Mundfunktionen und eine Weiterentwicklung der Saug-Schluck-Muster. Bei der Begutachtung müssen die orofazialen Funktionen immer in Zusammenhang mit der gesamtkörperlichen und der psychosozialen Entwicklung gestellt werden.

In der Klinik wird das zu begutachtende Kind von einem für die jeweilige Station zuständigen Arzt zugewiesen. Bevor die eigentliche logopädische Diagnostik des Kindes erfolgt, muss sich die Logopädin genau über die Anamnese des Kindes informieren (► Kasten). Gespräche mit den Ärzten, dem Pflegepersonal und anderen für das Kind zuständigen Berufsgruppen wie Physio- und Ergotherapeuten tragen dazu bei, ein klinisches Gesamtbild des Kindes zu erhalten. Die Eltern können meist gut Auskunft über ihre Erfahrungen beim Füttern des Kindes geben. Die Interaktion zwischen Kind und Eltern ist ein wichtiger Faktor bei der Beurteilung des Essverhaltens des Babys.

Informationen, die vor einer logopädischen Begutachtung eingeholt werden müssen

- Genaue Anamnese (Syndrome, neurologische Auffälligkeiten, bronchopulmonale Erkrankungen, gastroösophagealer Reflux, Gestationsalter bei Frühgeborenen, Dysplasien, Obstruktionen etc.)
- Dauer der Intubation
- Art und Dauer der Sondenernährung
- Allgemeinzustand (Wachheit, klinische Stabilität, Atemsituation)
- Häufigkeit von Erbrechen
- Bisherige Erfahrungen mit der Ernährung
- Dauer einer Mahlzeit
- Pflegerelevante Informationen
- Grad der Erregbarkeit
- Qualität der Eltern-Kind-Beziehung
- Stillabsicht der Mutter

9.2.1 Allgemeine Beobachtungskriterien

Der erste Schritt zu einer genauen logopädischen Diagnostik eines Kindes mit Trinkschwäche oder Schluckstörung ist die exakte Beobachtung des Säuglings (▶ Kasten). Eine unruhige Umgebung und fehlende Wachheit des Kindes beeinflussen das Trinkverhalten genauso wie eine für das Kind unphysiologische Körperhaltung.

Der Beurteilung des Körpertonus ist für die logopädische Therapie wichtig. Meist spiegeln der Körpertonus und die Haltung, in der das Kind in seinem Bett liegt, die Situation im orofazialen Bereich wider. Umgekehrt kann durch Veränderung der Körperhaltung auch eine signifikante Verbesserung des Trinkverhaltens erzielt werden.

Ein weiteres Kriterium ist die allgemeine Sensibilität des Säuglings. Hier können die Eltern und das Pflegepersonal meist gut Auskunft geben. Wie reagiert das Kind auf sensorische Reize von außen? Gibt es Hyperreaktionen? Kommt es häufig zu Schreckreaktionen? Oder liegt das Kind unbeeindruckt in seinem Bettchen und schläft die meiste Zeit?

Die Beobachtung der Ruheatmung kann Aufschluss über das Trinkverhalten geben. Kinder mit Atemwegserkrankungen zeigen häufig Probleme im Bereich der Schluck-Atem-Koordination. Eine sehr hohe Atemfrequenz oder eine angestrengte Atmung haben immer Auswirkungen auf das Trinkverhalten.

Allgemeine Beobachtungskriterien
- Wachheit und Bewusstseinslage
- Körpertonus
- Körperhaltung im Bett
- Allgemeine Sensibilität
- Atmung

Bei dem in ◘ Abb. 9.1 dargestellten Kind handelt es sich um einen reifen, gesunden Säugling vor dem Trinken. Das Kind ist hungrig, faustet die Hände zum Trinken und hat einen guten Körpertonus.

Das in ◘ Abb. 9.2 dargestellte Baby (geboren in der 26. Schwangerschaftswoche, im Alter von 39 Wochen) ist auch hungrig und soll gefüttert werden. Es hat jedoch – was deutlich zu sehen ist –einen verminderten Tonus. Trotz Lagerungskissen ist die Extension vorherrschend. Beim Trinken zeigt das Baby Auffälligkeiten. Die ersten Schlucke schafft es gut, dann treten aber Probleme bei der Koordination von Schlucken und Atmen mit langen Schluckapnoen auf, bei denen die Sauerstoffsättigung abfällt und es zu Bradykardien kommt. Das Trinken erschöpft das Baby so sehr, dass es nicht die ganze Menge schafft.

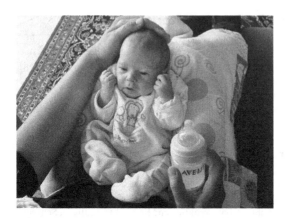

◩ **Abb. 9.1** Gesunder Säugling vor dem Trinken

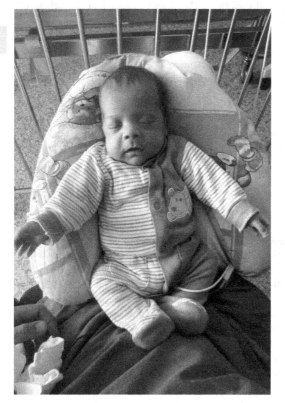

◩ **Abb. 9.2** Frühgeborenes mit Trinkschwierigkeiten vor dem Trinken

◘ Abb. 9.3 Stabile Lagerung
auf den Oberschenkeln

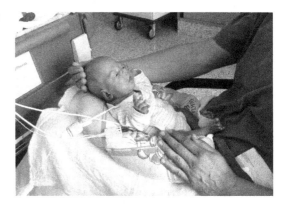

9.2.2 Lagerung

Vor der Begutachtung der einzelnen orofazialen Strukturen muss das Kind wach sein und sicher gelagert werden. Säuglinge können sich nur dann auf das Trinken konzentrieren, wenn sie in eine stabile Körperhaltung gebracht werden. Vor allem neurologisch auffällige Babys sind so mit der Regulierung und Stabilisierung ihres Körpers beschäftigt, dass sie keine Möglichkeit finden, die Oralmotorik zielführend zur Nahrungsaufnahme zu verwenden.

Die körperliche Stabilität ist eine der wichtigsten Voraussetzungen für ein richtiges und koordiniertes Schlucken. Bei neurologisch unreifen und auffälligen Kindern verhindern oft einschießende Reflexe (z. B. der Moro-Reflex) ein koordiniertes Trinken. Auch zeigt sich bei diesen Kindern immer wieder eine verstärkte Extension des Kopfes. Wie bei der Therapie von Erwachsenen mit Dysphagie ist bei den Kleinen ebenfalls auf eine leichte Flexion und eine Mittelstellung des Kopfes zu achten. Auch der Fütternde sollte darauf achten, möglichst entspannt und bequem zu sitzen.

Stabile Lagerung auf den Oberschenkeln

Die Lagerung des Kindes auf den Oberschenkeln des Therapeuten hat den Vorteil, dass beide Hände für die orofaziale Stimulation oder zur Unterstützung beim Trinken zur Verfügung stehen. Auch kann der Säugling durch diese Lagerung besser beobachtet werden. Dazu eignet sich ein kleines Stillkissen, ein meist in der Klinik verwendetes Lagerungskissen oder ein zusammengerolltes Handtuch.

Wie in ◘ Abb. 9.3 zu sehen, wird der Kopf des Säuglings in Mittelstellung (außer bei Recurrensparese) und in einer leichten Flexionshaltung stabilisiert. Die Schultern und die Hüfte befinden sich durch das Lagerungskissen in einer Flexionsstellung. Die Arme zeigen nach vorne oben, und die Beine sind abgewinkelt. Die Arme müssen immer nah am Gesicht positioniert werden (beobachtet man gesunde Neuge-

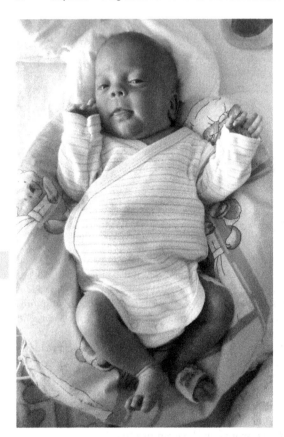

◪ **Abb. 9.4** Säugling in stabiler Lagerung

borene, so fausten sie beim Trinken die Hände in Gesichtshöhe). Diese Lagerung des Kindes verhindert Extensionsmuster und körperliche Instabilität und ist eine optimale Voraussetzung für eine genaue Begutachtung der orofazialen Strukturen und Funktionen.

Lagerung im Bett

Kinder, die nicht aus dem Bett oder dem Inkubator genommen werden dürfen, müssen mit Hilfe von Lagerungskissen oder zusammengerollten Tüchern in eine gute, stabile Position gebracht werden. Dabei ist auf eine leichte Erhöhung des Oberkörpers zu achten. Mit Lagerungskissen werden Schulter und Hüfte wieder in eine Flexionsstellung gebracht. Für die Stützung der unteren Extremitäten ist eventuell ein weiteres

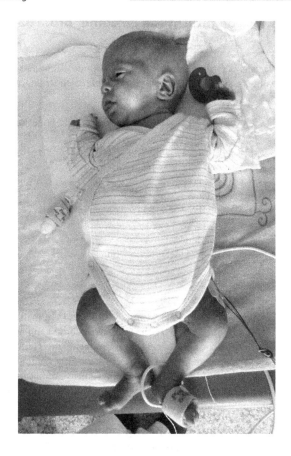

Lagerungskissen notwendig. Eine Streckung der unteren Extremitäten bewirkt auch
eine Extension der oberen Extremitäten und des Kopfes.

Das in ◘ Abb. 9.4 dargestellte Kind wurde für die logopädische Diagnostik in einer
Flexionshaltung im Bett gelagert. Das Bettchen wurde in eine Schräglage gebracht.

Im Unterschied dazu das gleiche Kind (◘ Abb. 9.5) ohne Lagerungskissen. Der
Kopf des Säuglings dreht sich auf eine Seite, die Arme befinden sich in einer Exten-
sionshaltung. Die Zunge ist vorverlagert. In dieser instabilen Körperhaltung ist kein
Trinkversuch möglich.

9.2.3   Begutachtung einzelner orofazialer Strukturen und Funktionen

Nachdem der allgemeine Zustandes des Kindes beobachtet und das Kind optimal gelagert worden ist, erfolgt die Diagnostik der orofazialen Strukturen und Funktionen (▶ Kasten).

Begutachtung orofazialer Strukturen und Funktionen
- Mimische Bewegungen
- Reaktion auf Berührung im orofazialen Bereich
- Spannung der orofazialen Muskulatur
- Lippenschluss
- Speichelfluss
- Kiefer und Wangen
- Lage und Bewegung der Zunge
- Intraorale Strukturen
- Saugen am Finger und am Schnuller

Mimische Bewegungen

Bei der Beobachtung der Mimik des Kindes sieht man, ob die Gesichtsbewegungen ausgeprägt und symmetrisch sind. Asymmetrie kann auf eine einseitige Parese hinweisen. Manche Kinder zeigen ein maskenhaftes Gesicht („masklike face"). Dieses Gesicht könnte der erste Hinweis auf eine Hirnstammläsion sein. Das in ◻ Abb. 9.6 dargestellte Kind hat auf Grund einer Hirnstammläsion eine rechtsseitige Fazialisparese. Gut sichtbar ist die Asymmetrie von Augen und Mund. Beim Weinen ist die Asymmetrie noch deutlicher zu erkennen.

Reaktion auf Berührung im orofazialen Bereich

Bei langen Klinikaufenthalten erleben Säuglinge viele negative Erfahrungen im Mundbereich. Beatmung, Absaugen und unachtsame Mundpflege verursachen oft eine Überempfindlichkeit im orofazialen Bereich, die wiederum zu Nahrungsverweigerung führen kann. Sind die Kinder hypersensibel, akzeptieren sie keine Reize im Gesichts- und Mundbereich. Sie reagieren mit Weinen und Überstrecken und versuchen, sich von dem Reiz wegzudrehen. Da der intraorale Raum besonders sensibel ist, lehnen sie Schnuller und Sauger ab. Kennzeichnend ist ein weit vorverlagerter Würgreflex, der oft schon bei Berührung der Lippen auslösbar ist. Hyposensible Kinder reagieren nicht oder sehr verzögert auf orofaziale Reize. Sie brauchen lange, bis sie den Stimulus des Saugers auf der Zunge verarbeiten können und mit dem Saugen beginnen. In beiden Fällen ist es wichtig, dem Kind klare Reize zu setzen. Unsicheres, zögerliches Streichen im Gesicht wird oft als unangenehm empfunden.

◘ Abb. 9.6 Baby mit Fazialisparese rechts

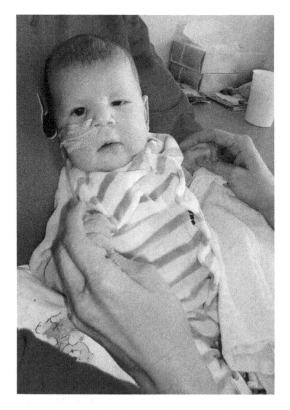

Meist können die Eltern gut darüber Auskunft geben, wie das Baby auf Streicheln und Küssen des Gesichtes reagiert. Sie sollten auf jeden Fall ermuntert werden, sowohl bei hypo- als auch bei hypersensiblen Kindern den Kopf und das Gesicht des Kindes zu berühren. Berührungen von Eltern akzeptieren Kinder mit Sensibilitätsproblemen in der Regel weit besser als die von Therapeuten.

Spannung der orofazialen Muskulatur

Der Körpertonus spiegelt meist den Tonus im Gesichtsbereich wider. Hypotone Säuglinge werden auch im orofazialen Bereich wenig Spannung zeigen. Kinder mit orofazialer Hypotonie (z. B. Frühgeborene) haben wenig Kieferstabilität und einen unzureichenden Mundschluss. Sie können das Saugmuster nur für kurze Zeit aufrechterhalten und ermüden sehr rasch. Bei sehr kleinen, neurologisch auffälligen Neugeborenen ist der vorherrschende Tonus in den meisten Fällen schlaff. Oft baut sich eine muskuläre Hypertonie und Spastizität erst mit zunehmendem Alter auf.

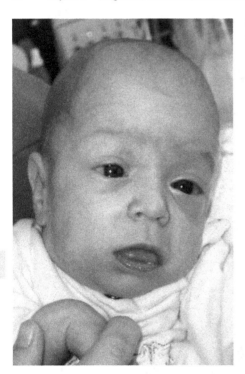

■ Abb. 9.7 Ehemaliges Frühgeborenes mit bronchopulmonaler Dysplasie und Zungenprotrusion

Lippenschluss

Im Ruhezustand ist der Mund des Kindes locker geschlossen und symmetrisch; ■ Abb. 9.7 zeigt ein 3 Monate altes Kind mit offenem Mund und Zungenprotrusion. Dieses Bild ist häufig bei Kindern zu beobachten, die lange intubiert wurden, oder bei Kindern mit einer bronchopulmonalen Dysplasie (▶ Abschn. 6.2). Mangelhafter Lippenschluss und Zungenprotrusion sind in Kombination sichtbar, da bei einem offenen Mund die Zunge nach vorne hin keine natürliche Begrenzung hat. Oft ist aber auch die Zungenprotrusion die Ursache für den fehlenden Mundschluss. Fälschlicherweise wird dann die Zunge als „zu groß" bezeichnet. In den meisten Fällen ist die Ursache jedoch funktionell. Bei ständig offenem Mund muss geklärt werden, ob die nasale Atmung behindert ist. Babys sind Nasenatmer. Ist die Nasenatmung behindert, kann dies zu Trinkproblemen führen.

Speichelfluss

Säuglinge haben in der Regel keine Probleme ihren Speichel zu schlucken. Erst wenn die Kinder so alt sind, dass sie zahnen, ist ein physiologisch verstärkter Speichelfluss

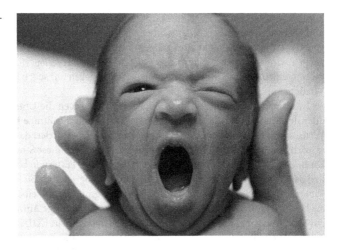

zu beobachten. Ein übermäßiges Herauslaufen des Speichels kann u. a. ein Hinweis
auf eine Fazialisparese oder eine massive Schluckstörung sein.

Kiefer und Wangen

Reife Neugeborene kommen mit sog. Saugpölstern zur Welt. Hierbei handelt es sich
um Fetteinlagerungen zwischen M. masseter und M. buccinator. Die Wangen des
Säuglings fühlen sich fest an, und es ist ein Widerstand spürbar. Die Saugpölster geben
dem Kind beim Trinken die notwendige Kieferstabilität. Bei einem Frühgeborenen
sind die Saugpölster noch nicht ausgebildet (◘ Abb. 9.8). Berührt man die Wangen,
sind diese sehr weich, und man kann sogar die Zahnleisten spüren.

Ohne die notwendige Stabilität von Wangen und Kiefer zeigen diese Kinder beim
Trinken eine sehr große Amplitude beim Öffnen und Schließen des Kiefers. Dadurch
verlieren sie immer wieder den Kontakt zum Sauger, und es kommt zu einem inef-
fizienten Saugen. Der Kraftaufwand beim Trinken ist durch die unphysiologischen
Bewegungen sehr groß. Viele Kinder schlucken durch den mangelhaften Mundschluss
beim Saugen viel Luft, was wiederum zu Bauchschmerzen und Nahrungsverweigerung
führen kann.

Lage und Bewegung der Zunge

Die Zunge füllt bei einem Neugeborenen den gesamten Mundraum aus. Die Zungenränder berühren die Zahnleisten oder die Wangen. Der vordere Teil der Zunge berührt
innen die Lippen, überschreitet aber nicht die Lippengrenze. Eine zu starke Zungenprotrusion oder -retraktion beeinträchtigt das Kind bei der Nahrungsaufnahme. Nach
langer Beatmungsdauer ist oft eine vorverlagerte Zunge zu beobachten. Beim Trinken

kommt deshalb kein Mundschluss zu Stande, oder aber das Kind versucht, mit Zunge und Oberlippe den Sauger zu umschließen. Durch die Zungenbewegungen beim Saugen verliert es den Kontakt zum Sauger und kann keinen Unterdruck aufbauen. Das Saugen wird ineffizient. Fälschlicherweise wird eine vorverlagerte Zunge oft als „zu groß" bezeichnet. Eine echte Makroglossie tritt hingegen nur selten auf (z. B. Beckwith-Wiedemann-Syndrom).

Ist die Zunge retrahiert, kann sie keinen Druck gegen die Unterseite des Saugers oder der Mamilla ausüben. Bei zu starker Retraktion der Zunge kommt es zu einer Verlegung der Atemwege. Um das Atmen zu ermöglichen, fixiert das Kind die Zungenspitze in der Mitte des Gaumens. Obwohl das Kind durch diese Strategie besser atmen kann, gibt es natürlich Probleme beim Trinken. Der Fütternde hat Schwierigkeiten, den Sauger auf die Zunge zu legen, und der Säugling zeigt große Probleme, mit dem Saugen zu beginnen und in einem flüssigen Saugmuster zu bleiben. Zu beachten ist auch, ob die Bewegung der Zunge symmetrisch ist. Einseitige Abweichungen können ein Symptom für eine Beeinträchtigung des N. hypoglossus (XII) sein.

Neben der Form der Zunge ist zu beurteilen, ob die Zunge durch ein verkürztes Zungenbändchen (Ankyloglossie) in ihrer Beweglichkeit eingeschränkt ist. Eine Ankyloglossie kann vor allem beim Stillen erhebliche Schwierigkeiten bereiten. Die eingeschränkte Bewegungsfreiheit der Zunge verursacht nicht nur ein ineffizientes Saugmuster, sondern sie bereitet der Mutter auch Schmerzen beim Stillen (Hazelbaker 2010). Die Beweglichkeit der Zunge sollte nicht durch ein kurzes oder unelastisches Zungenbändchen eingeschränkt werden. Die Zungenspitze muss – ohne dass sich der Unterkiefer schließt – bis zum Gaumen kommen, die laterale Beweglichkeit darf nicht behindert sein; und beim Herausstrecken der Zunge bis über die Unterlippe sollte keine Einkerbung der Zungenspitze zu sehen sein. Sind beim Saugen laute Schmatzgeräusche zu hören, kann ein verkürztes Zungenbändchen eine mögliche Ursache sein. Kann sich die Zunge nicht frei bewegen, löst sie sich möglicherweise immer wieder vom Sauger oder der Mamilla, und es sind laut schmatzende Geräusche hörbar. Für eine genaue Diagnostik kann der Screeningbogen „Assessment Tool for Lingual Frenulum Function" (ATLFF) von Hazelbaker (2012) herangezogen werden.

Intraorale Strukturen

Im Mund werden der Gaumen und das Velum auf eventuell vorliegende (submucöse) Spalten untersucht. Die Gaumenform und die Höhe des Gaumens wirken sich auch auf das Saugen aus. So können Kinder mit einem sehr hohen Gaumen Schwierigkeiten haben, einen adäquaten Saugdruck aufzubauen.

Saugen am Schnuller und am Finger

Wenn der Säugling einen Schnuller toleriert, kann man dabei gut das Saugverhalten beurteilen. Ein hungriges Kind saugt ungefähr 2-mal pro Sekunde am Schnuller – also doppelt so schnell wie beim Trinken (Bu'Lock et al. 1990). Dieses nonnutritive Saugen

■ Abb. 9.9 Überprüfung der
Saugbewegungen

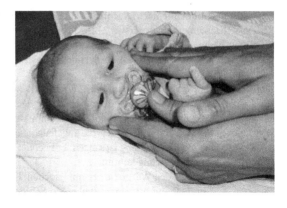

kann aber nur bedingt einen Rückschluss auf das Trinkverhalten geben, da dabei keine
Koordination zwischen Saugen, Schlucken und Atmen erforderlich ist.

Zu beurteilen sind Mundschluss, Saugrhythmus, Kieferbewegungen und Zungenbewegungen. Die Lippen umschließen das Saugteil (bei Neugeborenen ist der
Mundschluss nicht so kräftig wie bei älteren Kindern). Die Zunge ist nicht sichtbar.
Die Kieferbewegungen sollten rhythmisch, ausdauernd und so dosiert sein, dass die
Lippen beim Öffnen des Kiefers den Kontakt zum Schnuller nicht verlieren. Die Zunge
bewegt sich in einem rhythmischen Saugmuster. Die Extensionsbewegungen und der
Saugrhythmus können am Kiefergelenk überprüft werden (■ Abb. 9.9).

Besteht eine verstärkte Zungenprotrusion, so stößt die Zunge den Schnuller immer
wieder aus dem Mund. Hypotone Babys haben oft einen zu schwachen Mundschluss
und zeigen ein schwaches Saugen. Sie können den Schnuller nur für kurze Zeit im
Mund behalten. Neurologisch auffällige Babys saugen oft gar nicht, sondern beißen
nur auf das Saugteil.

Lässt man das Baby am Finger saugen, kann man gut den Tonus der Zunge beurteilen. Eine hypotone Zunge ist sehr weich und „schwammig", während bei einem
zu hohen Tonus die Zunge fest gegen den Finger drückt. Beim Saugen werden, je
nach Alter des Kindes, Saugbewegungen und der Saugdruck der Zunge beurteilt. Mit
dem Finger spürt man, ob das Kind während des Saugens mit der Zunge eine leichte
„Schüssel" bildet und ob sich die Zunge mit einem adäquaten Druck wellenförmig
und gleichmäßig bewegt.

9.2.4 Orale Reflexe und Reaktionen

Zu jeder logopädischen Begutachtung gehört die Beurteilung der kindlichen Reflexaktivität. Sie ist auch im Laufe der Therapie immer wieder zu überprüfen, da die Reflexe und Reaktionen je nach Wachheit und Hungergefühl sehr stark variieren. Die Reflexe sichern innerhalb der ersten 3 bis 4 Lebensmonate die Nahrungsaufnahme des Säuglings. Bleiben Reflexe wie Such- und Saugreflex länger bestehen, hemmen sie die normale orofaziale Entwicklung. Eine detaillierte Beschreibung der oralen Reaktionen und Reflexe ist in ▶ Kap. 3 zu finden.

Der Rooting-Reflex (Suchreflex) wird durch Streichen der Wange ausgelöst. Das Kind wendet den Kopf zum Reiz. Beim Beißreflex, der durch Berührung der Zahnleisten ausgelöst wird, öffnet und schließt das Baby den Mund. Zum Auslösen des Saugreflexes wird der mit Milch oder Tee angefeuchtete Finger auf die Zunge gelegt. Als Reaktion beginnt der Säugling zu saugen. Er beendet diesen Vorgang jedoch, wenn er merkt, dass keine Nahrung kommt.

Es ist auch wichtig, den Würgreflex zu untersuchen. Ein fehlender Würgreflex steht häufig in Zusammenhang mit einem fehlenden Schluckreflex oder einer zu späten Schluckreflextriggerung, was wiederum ein hohes Aspirationsrisiko mit sich bringt. Ein vorverlagerter oder übersteigerter Würgreflex kann jegliche Nahrungsaufnahme unterbinden. Er steht oft in Zusammenhang mit einer orofazialen Hypersensibilität.

Der laterale Zungenreflex tritt beim Bestreichen der lateralen Zungenränder auf. Damit kann die Symmetrie der Zungenbewegungen beurteilt werden.

9.2.5 Überprüfung der beteiligten Hirnnerven

Dem Überprüfen der am Trinkvorgang beteiligten Hirnnerven wird im klinischen Setting eine große Bedeutung zuteil. Gerade bei Frühgeborenen ist die Hirnblutung eine häufige Komplikation. Auch Kinder mit Syndromen oder Schädel-Hirn-Traumen können durch Ausfall einer oder mehrerer Hirnnerven massive Schluckstörungen entwickeln.

Im Folgenden werden die für das Trinken relevanten Hirnnerven und die Auswirkungen einer Schädigung beschrieben; ◩ Tab. 9.1 zeigt eine Übersicht von Problemen beim Trinken, die durch Läsion eines Hirnnervs entstehen können.

N. olfactorius (I)

Der Geruchssinn ist bei Babys stark ausgeprägt und wird oft beim Erlernen des Trinkens zu wenig beachtet. Eine Überprüfung des N. olfactorius ist jedoch im Säuglingsalter für Therapeuten nicht möglich.

N. trigeminus (V)

Der N. trigeminus ist ein gemischter Nerv mit einem größeren sensiblen Anteil für das Gesicht, die Augen, den Mund- und Nasenrachenraum und den Gaumen. Er untergliedert sich in den Augennerv (N. ophthalmicus), den Oberkiefernerv (N. maxillaris) und den Unterkiefernerv (N. mandibularis). Die motorischen Fasern versorgen die Kaumuskulatur (Mm. masseter und temporalis), die Mundöffner (Mm. pterygoidei,

Tab. 9.1 Auswirkung einer Hirnnervenschädigung auf das Trinkverhalten und die Reflexe

Hirn-nerv	Probleme beim Trinken	Reflexe
V	– Fehlende oder ungeordnete Kieferbewegungen – Durch fehlenden oder schlechten Suchreflex kein Hinwenden zur Nahrungsquelle – Sensibilitätsverlust am Gaumen beeinträchtigt das Saugmuster	Suchreflex und phasischer Beißreflex sind beeinträchtigt
VII	– Fehlender Mundschluss führt zu starkem Drooling – Es kann zu wenig Unterdruck beim Saugen aufgebaut werden – Geschmacksbeeinträchtigung kann zur Nahrungsverweigerung führen	Such- und Saugreflex sind beeinträchtigt
IX	– Nasale Regurgitation durch fehlende Velumhebung – Aspiration durch Probleme bei der Schluckreflextriggerung – Husten, Sauerstoffsättigungsabfälle und Bradykardien beim Trinken – Auch stille Aspiration möglich!	Würgreflex und Schluckreflex sind nicht auslösbar oder sehr schwach und verzögert
X	– Heiseres Schreien (Recurrensparese) – Schluckreflextriggerung fehlt oder ist nicht effizient – Aspiration – Fehlende Larynxelevation beim Schlucken	Würgreflex und Schluckreflex sind nicht auslösbar oder schwach und verzögert
XII	– Mediane Zungenfurche beim Saugen nicht möglich, dadurch kein effizientes Saugmuster – Zunge kann zu einer Seite abweichen – Fehlende Saugbewegungen der Zunge – Kinder versuchen mit Beißbewegungen, die Nahrung aus dem Sauger zu bekommen – Fehlender oder eingeschränkter Bolustransport	Fehlende Zungenprotrusion und asymmetrischer transversaler Zungenreflex

mylohyoideus und digastricus) und den M. tensor veli palatini (Delank u. Gehlen 2001). Bei Schädigung des N. trigeminus kommt es zu Sensibilitätsausfällen im Gesichtsbereich. Dies führt zu einem fehlenden oder schlecht auszulösenden Suchreflex. Auch Probleme bei gleichmäßigen Kieferbewegungen können durch eine Läsion des N. trigeminus verursacht werden.

N. facialis (VII)

Der N. facialis versorgt motorisch die Gesichtsmuskulatur, den hinteren Anteil des M. digastricus, den M. stapedius und den M. stylohyoideus. Er ist zuständig für die Geschmackswahrnehmung in den vorderen beiden Dritteln der Zunge und innerviert alle Kopfdrüsen, außer der Ohrspeicheldrüse. Abhängig von der Lokalisation der Schädigung kommt es zu einer peripheren oder zentralen Fazialisparese mit Schädigung der Gesichtsmimik und fehlendem Lidschluss. Beim Trinken bereitet der fehlende Mundschluss große Probleme.

N. glossopharyngeus (IX)

Dieser Nerv versorgt sensorisch den hinteren Teil der Zunge und das Velum. Der Pharynx wird sensorisch und motorisch versorgt. Er innerviert auch die Ohrspeicheldrüse. Gemeinsam mit dem N. vagus ist er für den Würgreflex sowie den Schluckreflex verantwortlich. Eine Schädigung des N. glossopharyngeus führt zu einer Lähmung der Pharynxmuskulatur und zu einer fehlenden Velumelevation. Würg- und Schluckreflex sind bei einer Glossopharyngeusparese nicht oder nur stark verzögert auslösbar. Läsionen sind häufig mit Schäden des N. vagus kombiniert. Auf Grund der hohen Aspirationsgefahr ist bei Schädigung des N. glossopharyngeus eine orale Ernährung nicht möglich.

N. vagus (X)

Er ist der größte Nerv des Parasympathikus und an der Regulation der Tätigkeit fast aller inneren Organe beteiligt. Motorisch ist er an der Steuerung von Larynx, Pharynx und der oberen Speiseröhre beteiligt und übermittelt Geschmacksempfindungen vom Zungengrund sowie Berührungsempfindungen aus dem Rachen, dem Kehlkopf und einem Teil des äußeren Gehörgangs. Der Seitenast N. laryngeus recurrens versorgt alle Kehlkopfmuskeln – mit Ausnahme des M. cricothyroideus.

Durch den teilweise gemeinsamen Verlauf von N. vagus und N. glossopharyngeus ist eine eindeutige Zuordnung der Schädigung oft nicht möglich. Ausfälle bewirken eine Recurrensparese (heiseres Schreien) und eine fehlende Kehlkopfhebung beim Schlucken. Eine beidseitige Recurrensparese mit Paramedianstellung der Stimmlippen beeinträchtigt die Atmung und verursacht einen Stridor. Bei einer Schädigung des N.vagus ist auch die Schluckreflextriggerung betroffen.

N. hypoglossus (XII)

Dieser Nerv innerviert die Zungenmuskulatur. Bei Schädigungen weicht die Zunge zur gelähmten Seite hin aus und beeinträchtigt die Saugbewegungen. Der Bolustransport wird dadurch behindert.

9.3 Durchführung eines diagnostischen Trinkversuchs

Nach Begutachtung der allgemeinen und der orofazialen Situation muss erneut entschieden werden, ob ein Trinkversuch durchgeführt werden kann. Die genaue Beobachtung des Trinkverhaltens des Säuglings ist ausschlaggebend für eine gute Diagnostik, auf deren Basis die Therapie aufgebaut werden kann. Bei Verdacht auf Aspiration (z. B. fehlende orofaziale Reflexe oder Verdacht auf Hirnnervenläsionen) muss zunächst eine Videofluoroskopie (▶ Abschn. 10.3) durchgeführt werden, um eine Aspiration ausschließen.

Bei der Diagnostik des Trinkverhaltens ist die Wahl des richtigen Saugers, der Saugöffnung und der Art der Flüssigkeit ausschlaggebend. Dem Thema Sauger ist ein eigenes Kapitel gewidmet (▶ Kap. 13). Bei der Art der Flüssigkeit steht meist Muttermilch, Fertigmilch, Tee oder Wasser zur Verfügung. Außerdem gibt es noch die Möglichkeit, die Flüssigkeit einzudicken (z. B. mit Nestargel° oder ThickenUp°).

In einer japanischen Studie (Mizuno et al. 2002) wurden die Auswirkungen beim Trinken verschiedener Flüssigkeiten auf die Koordinationsfähigkeit von Schlucken, Saugen und Atmen gemessen. Untersucht wurden der Saugdruck, das Schlucken, die Atmung und die Sauerstoffsättigung während des Trinkens aus der Flasche. Dabei war zu beobachten, dass die Neugeborenen mit Muttermilch die geringsten Probleme bei der Saug-Schluck-Atem-Koordination aufwiesen. Die höchste Aspirationsgefahr zeigte sich bei Tee. Aus diesem Grund ist der Trinkversuch mit Muttermilch dem Trinkversuch mit Tee vorzuziehen. Zu bedenken ist hierbei allerdings, dass bei einer möglichen Aspiration Tee in der Lunge weniger Schaden anrichtet als Milch.

Der Fütternde muss bequem sitzen und in der Lage sein, das Baby zu beobachten. Gleichzeitig sollte er bei Kindern, die per Monitor überwacht werden, den Bildschirm beobachten können. Bei aspirationsgefährdeten Kindern muss der Absaugschlauch funktionsbereit in Griffweite liegen. Eventuell ist es beim ersten Trinkversuch hilfreich, eine Pflegeperson zur Seite zu haben.

Für den Trinkversuch wird das Kind gut positioniert (▶ Abschn. 9.2.2). Das Kind muss wach und mäßig hungrig sein. Zu großer Hunger ist für das Kind oft so überwältigend, dass es nicht mehr in der Lage ist, koordiniert zu trinken. In diesem Fall empfiehlt sich (bei liegender Magensonde), erst etwas Milch per Sonde dem Kind zu verabreichen.

Das in ◘ Abb. 9.10 dargestellte Kind ist für einen diagnostischen Trinkversuch gut gelagert. Dem Baby muss zuerst die Möglichkeit gegeben werden, sich auf das Trinken vorzubereiten. Wichtig ist, dass dem Kind durch Blickkontakt und verbalen Zuspruch signalisiert wird, dass nun etwas mit ihm geschieht und dass es gefüttert wird.

Bevor der Sauger zum Mund gebracht wird, kann man einen Finger oder den Sauger außen mit Milch bestreichen und das Kind riechen lassen. Mit dem Sauger wird an der Wange stimuliert und beobachtet, ob das Baby einen Rooting-Reflex zeigt (◘ Abb. 9.11). Ein gesundes Neugeborenes wird sofort den Kopf zur Nahrungsquelle

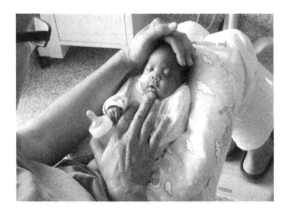

◘ **Abb. 9.10** Das Kind wird für einen Trinkversuch gut positioniert

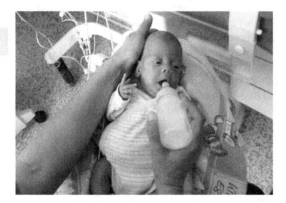

◘ **Abb. 9.11** Der Suchreflex wird ausgelöst, das Kind öffnet den Mund

wenden, den Mund öffnen, den Sauger in den Mund nehmen und mit dem Saugen beginnen. Bei Kindern mit Dysfunktionen fehlen diese Reaktionen oftmals. Wird durch mehrmaliges Streichen der Wange vom Ohr Richtung Lippen kein Suchreflex ausgelöst, wird der Sauger zum Mund gebracht. Bei der Reflexaktivität ist immer das Entwicklungsalter des Kindes zu beachten. Ab dem Alter von 4 Monaten ist das Auftreten dieser Reflexe nicht mehr obligatorisch.

Zu Beginn muss das Kind sehr aufrecht gelagert werden, damit die Milch nicht sofort in den Mund rinnt. Die Flasche wird nur leicht gekippt, sodass sich nur wenig Flüssigkeit im Sauger befindet. Ein zu starkes Kippen der Flasche bewirkt einen zu großen Druck am Gaumen, wodurch der Saugreflex eventuell nicht ausgelöst wird. Erst wenn eine Saugreaktion beobachtet wird, kann die Flasche so gekippt werden, dass langsam Milch in den Sauger fließen kann.

Abb. 9.12 Bevor das Kind zu saugen beginnt, darf nur wenig Milch im Sauger sein

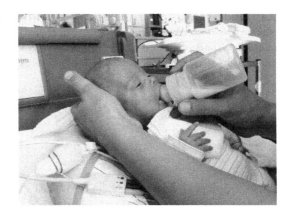

Der in ▪ Abb. 9.12 dargestellte Säugling ist zu Beginn des Fütterns etwas höher gelagert worden (in diesem Fall durch Stützen des Kopfes), damit die Milch nicht in den Mund rinnt, bevor das Kind zu saugen beginnt.

Fließt die Milch zu schnell und noch vor dem Saugen in den Mund des Kindes, hat es keine Zeit, sich auf Saugen und Schlucken einzustellen. Saug- und Schluckreflex sind miteinander verbunden. Befindet sich ohne Saugen zu viel Flüssigkeit im Mund, kann dies zu Schluckproblemen führen. Der Säugling fühlt sich bedroht und zeigt Abwehrreaktionen. Es kann auch zu verstärkter Zungenprotrusion kommen, da das Baby versucht, mit der Zunge den Sauger abzudichten oder ihn aus dem Mund zu stoßen. Bei manchen Kindern ist es sinnvoll, beim ersten Trinkversuch nur den Sauger (also ohne Flasche) mit etwas Milch zu füllen, damit die Milch langsam in den Mund fließt.

Manchmal dauert es einige Zeit, bis das Kind den Reiz des Saugers im Mund verarbeiten kann und zu saugen beginnt. Vor allem bei neurologisch auffälligen Kindern ist es wichtig, den Sauger auch in den Saugpausen im Mund zu belassen, damit sich das Kind nicht ständig wieder auf den Reiz des Saugers einstellen muss. Ausnahmen bilden diejenigen Kinder, die bedingt durch eine schlechte Koordination von Saugen, Schlucken und Atmen selbstständig keine Pause beim Trinken machen. Hier muss der Fütternde dem Kind durch Herausziehen des Saugers die Möglichkeit geben, die Milch zu schlucken und sich respiratorisch zu erholen. Eine weitere Ausnahme ist natürlich, wenn das Baby zu husten oder zu würgen beginnt, die Sauerstoffsättigung fällt oder sich der Allgemeinzustand des Kindes verschlechtert. In diesem Fall muss der Sauger sofort aus dem Mund gezogen und das Kind aufrecht gelagert werden.

9.4   Beobachtungskriterien beim Trinken

In diesem Kapitel wird beschrieben, worauf der Fütternde beim Trinken achten sollte und welche Kriterien für eine fundierte Diagnostik ausschlaggebend sind (▶ Kasten).

Zu beurteilende Funktionen beim Trinken
- Mundschluss
- Kieferbewegungen
- Zungenbewegungen
- Saugen und Saugfrequenz
- Schlucken
- Koordination von Saugen, Schlucken und Atmen
- Husten
- Stimme
- Sauerstoffsättigung, Atemfrequenz und Herzfrequenz
- Sensorik

9.4.1   Mundschluss

In den ersten Lebensmonaten ist ein weniger starker Lippenschluss physiologisch. Es läuft während des Saugens immer ein wenig Milch aus dem Mund. Trotzdem muss der Mund so fest geschlossen sein, dass die Bildung eines Unterdrucks im Mundraum gewährleistet ist. Bei allgemein hypotonen Kindern kommt es häufig, bedingt durch die Hypotonie im orofazialen Bereich, zu einem unzureichenden Mundschluss. Es kann aber auch zu weit ausfahrenden Kieferbewegungen und damit zu einer großen Amplitude der Mundöffnung während des Saugens kommen. Dadurch wird das Saugen ineffizient und das Kind ermüdet, bevor es eine ausreichende Menge an Nahrung zu sich genommen hat. Ein Kind mit ausgeprägter orofazialer Hypotonie ist in ◘ Abb. 9.13 dargestellt. Beim Trinken fiel auf, dass fast die gesamte Nahrung wieder aus dem Mund lief. Der Mundschluss war ineffizient. Die Logopädin unterstützte die Wangen, wodurch sich das Saugverhalten verbesserte (▶ Abschn. 12.5).

9.4.2   Kieferbewegungen

Die Kieferbewegungen sind die Basis für die Zungenbewegungen und für ein rhythmisches Saugen. In den ersten 3 bis 4 Lebensmonaten bilden Kiefer und Zungenbewegungen eine Einheit. Gleichbleibendes rhythmisches Öffnen und Schließen des Kiefers

□ Abb. 9.13 Verbesserter Mundschluss durch Unterstützung der Wangen

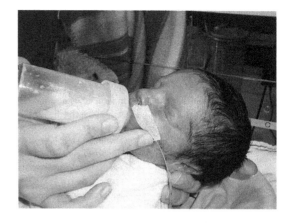

ist die Voraussetzung für eine effiziente Nahrungsaufnahme. Unterstützt werden die Kieferbewegungen in den ersten Lebensmonaten vom Beißreflex. Beim nutritiven (nährenden) Saugen öffnet sich der Kiefer 1-mal pro Sekunde.

Ein dosiertes Öffnen und Schließen des Kiefers ermöglicht effiziente Saugbewegungen. Sind die Kieferbewegungen zu groß, verliert der Säugling den Kontakt zum Sauger, und das Saugen wird unterbrochen. Bei zu kleinen Kieferbewegungen kann der nötige Saugdruck nicht aufgebaut werden.

In den ersten Monaten beschränken sich Kieferbewegungen auf Öffnen und Schließen des Kiefers. Laterale Bewegungen entwickeln sich erst später. Zeigt ein Säugling in den ersten Monaten schon laterale Kaubewegungen, so ist dies pathologisch. Auch asymmetrische Bewegungen verhindern eine adäquate Saugbewegung. Palmer (1990) unterscheidet im „Neonatal Oral-Motor Assessment Scale" (NOMAS; geeignet für Kinder bis 3 Monate) unorganisierte und dysfunktionale Kieferbewegungen (□ Tab. 9.2).

9.4.3 Zungenbewegungen

In der 1. Saugphase (Suckling) ist eine Vor- und Rückbewegung der Zunge während des Saugens charakteristisch. Bei der Vorwärtsbewegung überschreitet die Zunge jedoch nie die Lippengrenze, die Rückwärtsbewegung der Zunge ist betonter. Beim Saugen entsteht eine mediane Zungenfurche. Die Zunge folgt den Bewegungen des Kiefers. Die Milch wird in wellenartigen Bewegungen in den Oropharynx befördert. Die Zungenbewegungen verändern sich mit dem Größenwachstum der Mundhöhle. Es kommen Auf- und Abbewegungen und laterale Zungenbewegungen hinzu, die aber bei einem Neugeborenen für die Nahrungsaufnahme nicht sinnvoll sind.

◘ **Tab. 9.2** Kieferbewegungen: Neonatal Oral-Motor Assessment Scale. (Adaptiert nach Palmer 1990)

Normal	Unorganisiert	Dysfunktional
– Gleichbleibende, beständige Kieferöffnung – Rhythmische Kieferbewegungen – Spontane Kieferbewegungen bei taktiler Stimulation – Kieferbewegungen im Rhythmus von 1-mal pro Sekunde – Effizientes Abschließen des Saugers während der Kieferöffnung, um die Flüssigkeit aus dem Sauger zu saugen	– Unbeständig, sich verändernde Kieferöffnung – Unrhythmische Kieferbewegungen – Schwierigkeiten, Bewegungen zu initiieren – Kein Festsaugen am Sauger – Kleine, zitternde Bewegungen – Keine Reaktion auf Stimulation mit dem Sauger – Persistieren von unreifen Saugmustern	– Exzessive, weite Bewegungen, die mit einem Kontaktverlust zum Sauger einhergehen – Zu kleine Kieferbewegungen und zu festes Halten des Saugers – Asymmetrische, laterale Kaubewegungen – Keine Kieferbewegung – Keine Differenzierung zwischen nutritivem und nonnutritivem Saugen

Bei zu starker Zungenprotrusion über die Lippengrenze hinaus ist ein Mundschluss nicht mehr möglich (häufig bei Kindern nach langer Intubation). Manche Kinder umschließen dann mit Zunge und Oberlippe den Sauger, wodurch die Zunge aber in ihren Bewegungen beeinträchtigt wird. Durch die Zungenprotrusion kann auch der Sauger immer wieder aus dem Mund gestoßen werden.

Neurologisch auffällige Kinder stabilisieren die Zungenspitze manchmal in der Mitte des Gaumens. Durch diese Zungenruhelage ist es schwierig, die Zunge vom Gaumen zu lösen, damit sie unter dem Sauger zu liegen kommt. Bei diesen Kindern ist die Zunge oft kaum beweglich, was den Transport der Milch in den Rachen erheblich einschränkt. Palmer (1990) unterscheidet im „Neonatal Oral-Motor Assessment Scale" (NOMAS) bei den Zungenbewegungen normale, unorganisierte und dysfunktionale Bewegungen (◘ Tab. 9.3).

9.4.4   Saugen und Saugfrequenz

Das Saugen muss leicht auslösbar, rhythmisch, kräftig, ausdauernd und effizient sein, um in einem kurzen Zeitraum eine ausreichende Menge an Nahrung zu sich zu nehmen. Das Saugen ist ein komplexer Prozess, der die richtige Koordination von

◨ **Tab. 9.3** Bewegungen der Zunge: Neonatal Oral-Motor Assessment Scale. (Adaptiert nach Palmer 1990)

Normal	Unorganisiert	Dysfunktional
– Mediane Zungenfurche bleibt während des Saugens aufrecht – Vor-, Rück- und Wellenbewegung der Zunge beim Saugen – Rhythmische Bewegung – Eine Protrusions-Retraktions-Bewegung pro Sekunde – Die Flüssigkeit wird effizient in den Oropharynx transportiert	– Starke Protrusion über die Lippengrenze hinweg, ohne den Saugrhythmus zu unterbrechen – Unrhythmische Bewegungen – Unfähig, Saugmuster für länger als 2 Minuten aufrechtzuerhalten (Müdigkeit, schlechte Atmung) – Schlechte Koordination von Schlucken und Atmen	– Schwache, flache Zunge ohne Zungenfurche – Retrahierte Zunge, mit Aufwölbung im hinteren Zungendrittel – Asymmetrische, laterale Zungenabweichung – Exzessive Protrusion über die Lippengrenze mit Bewegungsmuster nach vorne und nach unten – Keine Zungenbewegung

Mundschluss, Zungen- und Kieferbewegungen, Bolustransport, Schlucken und Atmen erfordert. Tauchen bei einzelnen oralen Funktionen Probleme auf, so ist sehr oft die gesamte orale Ablaufkette beeinträchtigt.

Beim nutritiven Saugen saugt das Kind ungefähr 1-mal pro Sekunde. Beim nonnutritiven Saugen 2-mal pro Sekunde. Einzelne Saugperioden, bei denen das Kind saugt und schluckt, werden von kurzen Atempausen unterbrochen. Die Saugfrequenz ist entscheidend für eine effiziente Nahrungsaufnahme. Saugperioden wechseln mit kurzen Ruhephasen ab. In der Literatur werden verschiedene Saugmuster beschrieben, bei denen der unterschiedliche Saugrhythmus für die Diagnostik herangezogen wird (Gewolb et al. 2003; Medoff-Cooper et al. 1989; Palmer 1993).

Kinder mit einem reifen Saugmuster zeigen einen Rhythmus von 10 bis 30 Saug-, Schluck- und Atembewegungen, gefolgt von einer kurzen Pause. Dieses Saugmuster sollte sich bei einem reifen Neugeborenen nach der 1. Lebenswoche einstellen. In den ersten Tagen ist noch ein Übergangssaugmuster zu beobachten: Nach 6 bis 10 Saug-, Schluck- und Atembewegungen folgt eine längere Pause. Bei einem unreifen Saugmuster saugen die Kinder nur 2- bis 5-mal pro Saugperiode und machen anschließend längere Atempausen.

Das Saugmusters eines Frühgeborenen reift in Korrelation mit der Hirnentwicklung und unterscheidet sich deutlich vom Saugverhalten eines reif geborenen Säuglings. In ► Abschn. 6.1.4. sind die Stadien der Saugentwicklung bei Frühgeborenen beschrieben.

Beim Saugen wird ein intraoraler negativer Druck von bis zu 150 mmHg aufgebaut (Rudolph u. Link 2002). Saugt das Baby kräftig, ist bei dem Versuch, die Flasche aus dem Mund zu ziehen, ein deutlicher Widerstand spürbar.

Der Saugdruck und die Saugfrequenz werden bis zu einem gewissen Grad der Menge der ausströmenden Milch angepasst. Beim Stillen variiert die Milchflussrate, und ein gesunder Säugling kann sich in Bezug auf Saugkraft und Saugrhythmus an die unterschiedlichen Gegebenheiten anpassen. Beim Trinken aus der Flasche bleibt die Menge der ausströmenden Milch immer gleich, und das Kind sollte mit einer gleichbleibenden Saugfrequenz und etwa gleichbleibender Saugkraft darauf reagieren. Wenn der Säugling an der Flasche zu viele Variationen von Saugmustern zeigt, so kann dies als Zeichen einer Dysfunktion des Saugens bewertet werden. Zeigt ein Kind beim Stillen diese Variationen des Saugmusters, ist es als gute Adaptionsfähigkeit des Babys zu verstehen (Palmer 2002).

Orofaziale Hypotonie verursacht ein schwaches Saugen. Der Saugdruck ist zu gering, und die notwendige Stabilität für ein rhythmisches Saugen kann nicht aufgebaut werden. Bei einem zu schwachen Saugen – kombiniert mit einem großen Saugerloch – lassen die Babys die Milch in sich hineinrinnen, ohne anzusaugen. Es kommt zu einer Unterbrechung des physiologischen Saug-Schluck-Atem-Ablaufs, und es besteht die Gefahr einer Koordinationsstörung, bei der eine Aspiration auftreten kann.

Orofaziale Hypertonie verursacht oft zu kleine Saugbewegungen auf Grund der eingeschränkten Kieferaktivität. Die Zunge kann bei zu hohem Tonus retrahiert sein. Damit ist die Beweglichkeit der Zunge eingeschränkt und erlaubt keine effizienten Saugbewegungen.

Ist der Saugreflex zu schwach ausgeprägt oder nicht vorhanden, versuchen die Säuglinge manchmal, die Milch mit Hilfe von Beißbewegungen aus dem Sauger zu drücken – anstatt die Milch herauszusaugen. Solche Beißbewegungen sind neurologisch höchst auffällig. Bei dieser Strategie der Nahrungsaufnahme muss ein besonderes Augenmerk auf eine mögliche Aspiration gelenkt werden.

9.4.5 Schlucken

Saugt das Baby Milch aus dem Sauger, so sollte der Schluckreflex rasch ausgelöst werden. Kann das Kind nicht saugen, so kann sehr vorsichtig etwas Milch in den Mund gespritzt werden. Allerdings ist der Schluckreflex sehr eng mit dem Saugreflex verbunden. Ist kein Saugreflex vorhanden, muss man dabei behutsam vorgehen und besonders auf Zeichen einer Aspiration achten. Um zu kontrollieren, ob das Baby schluckt, kann man am Hals die Larynxelevation tasten oder die leichte Kopfbewegung und ein leises Schluckgeräusch wahrnehmen.

Eine Kontrolle mittels Stethoskop seitlich am Hals bedarf einiger Erfahrung, ist jedoch sehr gut geeignet, um das Schlucken zu beurteilen. Ein normaler Schluck ist ein kurzes, klickendes Geräusch. Danach ist wieder eine freie Atmung zu hören. Residuen auf laryngealer Ebene sind mit dem Stethoskop deutlich als gurgelndes Geräusch zu hören.

Wird der Schluckreflex nicht oder viel zu spät ausgelöst, muss der Trinkversuch sofort unterbrochen werden; in diesem Fall sollte mit Hilfe von bildgebenden Verfahren eine Aspiration ausgeschlossen werden. Dysphagien mit stiller Aspiration sind nicht ohne entsprechende zusätzliche Untersuchung zu diagnostizieren. Schluckstörungen sind oft nur eine Komponente einer komplexen Konstellation von medizinischen Problemen und neurologischen Entwicklungsstörungen (Lefton-Greif u. McGrath-Morrow 2010).

Manchmal ist der Schluckreflex zwar auslösbar, jedoch wird Milch in den Valleculae und Sinus piriformes retiniert. So kann es zu einer postdeglutitiven Aspiration kommen. Zeigt das Kind keinen Hustenreflex, kann eine fallende Sauerstoffsättigung ein Aspirationshinweis sein.

Eine Velumschwäche führt häufig zu einer nasalen Regurgitation. Auch hier ist die Gefahr einer postdeglutitiven Aspiration hoch. Sehr laute Schluckgeräusche können manchmal ein Hinweis auf eine intradeglutitive Aspiration sein. Bei neurogenen Störungen, aber auch nach langandauernden Beatmungen und nach Operationen ist immer auch an eine Recurrensparese und damit an eine mögliche Aspiration zu denken.

Die Ursachen von Aspirationen sind vielfältig. Neben pathologischen Veränderungen, neurologischen Ursachen und Störungen der Schluck-Atem-Koordination kann auch eine eingeschränkte Motilität des Ösophagus, Reflux oder ösophageale Fisteln den effizienten Nahrungstransport verhindern.

9.4.6 Koordination von Saugen, Schlucken und Atmen

Die zeitliche Koordination von Saugen, Schlucken und Atmen ist entscheidend für eine funktionierende Nahrungsaufnahme. Die Atemwege müssen während des Trinkens, aber auch beim Schlucken von Speichel rechtzeitig geschützt werden, um eine Aspiration und damit eine Verletzung der Lunge auszuschließen. Eine abgestimmte Koordination von Saugen, Schlucken und Atmen entwickelt sich normalerweise erst ab der 34. Schwangerschaftswoche (p.c.). Je nach allgemeinem Gesundheitszustand können einige Frühgeborene schon ab der 32. Schwangerschaftswoche voll oral ernährt werden, andere erlernen es erst später. Manchmal zeigen auch reife Neugeborene in der 1. Lebenswoche noch Anpassungsprobleme im Bereich der Koordination (Lefton u. McGrath-Morrow 2010).

Bei einer funktionierenden Koordination muss die Atmung rechtzeitig unterbrochen werden (Schluckapnoe). Die normale Dauer der Atemunterbrechung während des Schluckens beträgt bei einem gesunden Neugeborenen 0,67–0,87 Sekunden. Bei Frühgeborenen sieht man häufig eine stark verlängerte Schluckapnoe mit bis zu 4 Sekunden (Rosenbek et al. 1996).

Nach dem Schluckvorgang sollte die Atmung wieder mit einer Exspiration einsetzen. Kommt es nach der Atemunterbrechung durch das Schlucken zu einer Inspiration, können Reste der Milch, die sich noch im Pharynx befinden, mit der Einatmung aspiriert werden. Bei Kindern mit einer Koordinationsstörung von Schlucken und Atmen sind häufig Unregelmäßigkeiten des Atemstroms vor und nach dem Schlucken zu beobachten.

9.4.7 Husten

Husten ist ein Schutzreflex, der sich unmittelbar nach der Geburt beim Übergang von der fetalen Phase zur Luftatmung ausbildet (Chang u. Widdicombe 2007). Tritt während des Trinkens Husten auf, werden die Atemwege von penetrierter oder aspirierter Flüssigkeit gereinigt. Für ein effektives Husten müssen die Stimmlippen geschlossen werden. Anschließend erfolgt durch die Aktivierung der Bauch- und Interkostalmuskulatur ein intrathorakaler Druckaufbau. Beim Öffnen der Stimmlippen erfolgt ein explosionsartiger Druckausgleich, und durch den Hustenstoß wird das Sekret oder die Flüssigkeit ausgestoßen. Voraussetzungen für ein effektives Husten sind neben einer intakten Sensibilität, um das penetrierte oder aspirierte Material zu spüren, ein intakter Glottisschluss und eine adäquate Rumpfstabilität, um einen entsprechenden intrathorakalen Druck aufzubauen (Frey 2011). Ist der Hustenstoß zu schwach, können die Atemwege nicht genügend gereinigt werden. Nach dem Husten sollte das expektorierte Material geschluckt oder ausgespuckt werden.

Häufiges Husten während oder nach dem Trinken kann auf eine Aspiration hinweisen. Bei einem fehlenden Hustenreflex besteht die Gefahr einer stillen Aspiration. Dies ist auf jeden Fall durch eine Videofluoroskopie oder Videoendoskopie abzuklären.

9.4.8 Stimme und Atmung während und nach dem Trinken

Ein wichtiges Kriterium zur Beurteilung des Schluckens ist die Stimme. Tritt während und unmittelbar nach dem Trinken eine gurgelnde oder feuchte Stimme auf, so befinden sich noch Flüssigkeitsreste im Bereich der Stimmlippen. Dies kann ein Hinweis auf eine laryngeale Penetration sein. Eine verschleimte Atmung, die erst nach dem Trinken auftritt, kann auf eine stille Aspiration hindeuten. In diesem Fall muss der Schluckakt unbedingt mittels bildgebender Diagnostik untersucht werden.

9.4.9 Sauerstoffsättigung, Atem- und Herzfrequenz

Bei einem diagnostischen Trinkversuch ist es sinnvoll, den Säugling über den Monitor zu kontrollieren – falls dies möglich ist. Die Werte von Sauerstoffsättigung, Herz- und

Atemfrequenz geben Auskunft über den Allgemeinzustand des Kindes während des Trinkens.

Vor allem frühgeborene Kinder haben auf Grund ihrer Unreife beim Trinken häufig Sauerstoffsättigungsabfälle oder Bradykardien. Diese Probleme werden durch unrhythmische und unkoordinierte Saug-, Schluck- und Atemmuster verursacht. Auch zu lange Schluckapnoen bewirken einen Sättigungsabfall. Eine Veränderung der Atemgeräusche, lange Atempausen, häufiges Blinzeln und Strecken der Finger sind oft Vorboten für einen bevorstehenden Sättigungsabfall (Thoyre u. Carlson 2003). Regelmäßig wiederkehrende Sättigungsabfälle beim Trinken müssen genauer untersucht werden, um Aspirationen auszuschließen.

Auch eine Veränderung der Herzfrequenz und eine Zunahme der Atemfrequenz können Rückschlüsse auf das Trinkverhalten geben. Kinder mit Herzproblemen reagieren beim Füttern häufig mit einer Steigerung der Herzfrequenz, da das Trinken für sie eine anstrengende Leistung ist. Kinder mit Atemproblemen zeigen in den Trinkpausen eine erhöhte Atemfrequenz. Steigt die Atemfrequenz über 80 Atemzüge pro Minute, sollte das Trinken eingestellt werden, da bei dieser hohen Atemfrequenz keine Schluck-Atem-Koordination mehr möglich ist.

Eine häufige Verschlechterung der Vitalparameter beim Trinken kann in weiterer Folge zu einer Nahrungsverweigerung führen, da das Trinken für das Kind eine hohe Stressbelastung darstellt.

9.4.10 Sensorik

Sensorische Perzeptionsstörungen können das Trinkverhalten stark beeinflussen. Langandauernde Krankenhausaufenthalte führen durch viele negative Erfahrungen im orofazialen Bereich zu einer Veränderung der Sensibilität. Intubation, Absaugen und unsanfte Mundpflege bewirken bei vielen Kindern eine Ablehnung jeglichen Reizes im Mundbereich. Wichtig ist die Unterscheidung, ob es sich bei Auffälligkeiten im Trinkverhalten um ein primär sensorisches oder primär motorisches Problem handelt (▶ Kap. 8).

Literatur

Bu'Lock F, Woolridge M, Baum J (1990) Development of coordination of sucking, swallowing and breathing: Ultrasound study of term and preterm infants. DMCN 32(8):669–678. doi:10.1111/j.1469-8749.1990.tb08427.x

Chang A, Widdicombe J (2007) Cough throughout life: Children, adults and the senile. Pulm Pharmacol Ther 20:371–382

Delank H, Gehlen W (2001) Neurologie. Thieme, Stuttgart

Frey S (2011) Pädiatrisches Dysphagiemanagement. Elsevier, München

Gewolb I, Bosma J, Reynolds E, Vice F (2003) Integration of suck and swallow rhythms during fee-
    ding in preterm infants with and without bronchopulmonary dysplasia. DMCN 45:344–348.
    doi:10.1017/S001216220300063X
Hazelbaker A (2010) Tongue-Tie, Morphogenesis, Impact, Assessment and Treatment. Aiden and
    Eva Press, Columbus
Hazelbaker A (2012) Assessment Tool for Lingual Frenulum Function (ATLFF)
Lefton-Greif M, McGrath-Morrow S (2010) Deglutition and respiration: Development, coordination,
    and practical implications. Sprache, Stimme, Gehör 34(1):8–20
Mizuno K, Ueda A, Takeuchi T (2002) Effect on different fluids on the relationship between swal-
    lowing and breathing during nutritive sucking on neonates. Biol Neonate 81(1):45–50
Medoff-Cooper B, Weininger S, Zukowsky K (1989) Neonatal sucking as a clinical assessment tool:
    Preliminary findings. Nursing Research 38(3):162–165 (PMID: 2717440)
Palmer M (1990) Neonatal Oral-Motor Assessment Scale (NOMAS). NOMAS International, San Juan
    Bautista CA
Palmer M (1993) Identification and management of the transitional suck pattern in premature in-
    fants. J Perinat Neonatal Nurs 7(1):66–75 (PMID: 8336292)
Palmer M (2002) Recognizing and resolving infant suck difficulties. International Lactation Consul-
    tant Association. J Hum Lact 18(2):166
Rommel et al (2003) The complexity of feeding problems in 700 infants and young children presen-
    ting to a tertiary care institution. JPGN 37:75–84
Rosenbek J, Robbins J, Roecker E (1996) A penetration-aspiration scale. Dysphagia 11(2):93–98.
    doi:10.1007/BF00417897
Rudolph C, Link D (2002) Feeding disorders in infants and children. Pediatr Clin North Am 49(1):97–
    112 (PMID: 11826810)
Thoyre S, Carlson J (2003) Preterm infants behavioural indicators of oxygen decline during bottle
    feeding Issues and innovation in nursing practice. J Adv Nurs 43(6):631–641
Wilken M, Jotzo M (2004) Sondenentwöhnung bei Kindern. Heilberufe 56:38–39

Interdisziplinäre Diagnostik

Daniela Biber

D. Biber, *Frühkindliche Dysphagien und Trinkschwächen*,
DOI 10.1007/978-3-642-44982-6_10, © Springer-Verlag Berlin Heidelberg 2014

Die Ursachen einer frühkindlichen Dysphagie sind vielfältig. Eine Schluckstörung tritt selten isoliert auf, sondern ist eingebettet in andere Störungsbilder. Aus diesem Grund müssen Auffälligkeiten im Bereich der oralmotorischen Funktionen immer interdisziplinär begutachtet werden.

Je nach Störungsbild sind an einer differenzierten Diagnostik Neonatologen, Pädiater, Neuropädiater, HNO-Ärzte, Radiologen, Kieferorthopäden, Pflegepersonal, Physiotherapeuten, Diätologen und Logopäden beteiligt. In manchen Fällen werden noch wesentlich mehr Fachgebiete in die Begutachtung miteinbezogen.

Bei jedem Verdacht auf eine Schluckstörung mit möglicher Aspiration ist auch eine instrumentelle Schluckuntersuchung indiziert. In den meisten Kliniken kommen zur Untersuchung des Schluckaktes die Videoendoskopie („Fiberoptic Endoscopic Evaluation of Swallowing"; FEES) oder die Videofluoroskopie („Videofluoroscopic Swallow Study"; VFSS) zum Einsatz.

10.1 Indikationsstellung für eine instrumentelle Schluckdiagnostik

Ziel der bildgebenden Diagnostik ist die genaue Darstellung der an der Nahrungsaufnahme beteiligten Funktionen und Strukturen. In der folgenden Übersicht (► Kasten) sind die wichtigsten Symptome angeführt, die mittels bildgebender Diagnostik genauer abgeklärt werden sollten.

Indikationsstellung für eine bildgebende Diagnostik
- Fehlender oder verzögerter Saug-, Schluck- und Würgreflex
- Koordinationsstörung von Saugen, Schlucken und Atmen
- Laute Schluck- und Atemgeräusche
- Langandauernde Schluckapnoen
- Nasale Regurgitation
- Häufiges Husten während oder nach dem Trinken
- Häufige Sauerstoffsättigungsabfälle beim Trinken
- Gurgelnde, feuchte Stimme nach dem Trinken
- Verschlechterung des Allgemeinzustandes beim Trinken
- Rezidivierende Pneumonien

10.2 Videoendoskopie (FEES – „Fiberoptic Endoscopic Evaluation of Swallowing")

Bei der fiberendoskopischen Untersuchung des Schluckakts (FEES) können Morphologie und Funktionen des nasalen, des velopharyngealen und des pharyngolaryngealen Raumes dargestellt und beurteilt werden. Die äußeren Strukturen und die Beweglichkeit des Kehlkopfes und der Stimmlippen werden sichtbar. Beim videoendoskopischen Schluck wird der Zeitpunkt der Schluckreflextriggerung, Leaking, Penetration, prä- und postdeglutitive Aspiration, Retention und Regurgitation beurteilt. Die Übertragung auf einen Monitor und die Speicherung der Aufnahmen ermöglichen eine nachfolgende eingehende Beurteilung und eine Dokumentation des Verlaufs.

Das flexible Endoskop wird durch den Naseneingang des Säuglings eingeführt. Zuerst werden Form, Lage und Beschaffenheit der endoskopisch beurteilbaren Strukturen begutachtet. Der Umgang mit Speichel wird beurteilt. Anschließend wird dem Baby mit dem Sauger eine mit Lebensmittelfarbe eingefärbte Milch oder Tee angeboten, um den Schluckakt zu beurteilen.

Der Vorteil der videoendoskopischen Untersuchung im frühen Kindesalter ist die gute Darstellung der Strukturen und Funktionen von Larynx und Pharynx. Der Umgang mit Speichel im Larynx und im Pharynx ist gut beurteilbar, und das Kind ist im Gegensatz zur Videofluoroskopie keiner Strahlenbelastung ausgesetzt.

Der Nachteil einer solchen Untersuchung besteht darin, dass eine vollständige Beurteilung des Schluckvorgangs nicht möglich ist. Die präorale und die orale Phase fehlen und das intradeglutitive Geschehen ist nicht darstellbar. Viele Säuglinge tolerieren auch den für sie unangenehmen nasalen Reiz nicht und wehren sich gegen die Untersuchung. Dadurch ist eine sinnvolle Beurteilung des Schluckaktes nicht immer möglich.

10.3 Videofluoroskopie (VFSS – „Videofluoroscopic Swallow Study")

Die videofluoroskopische Schluckstudie (VFSS) ist eine Röntgenuntersuchungsmethode, die die Visualisierung des Schluckvorganges und des Bolustransportes von der Mundhöhle bis zum Magen ermöglicht. Das Baby bekommt wasserlösliches isoosmolares Kontrastmittel pur oder mit Milch vermischt zu trinken. Ist der Saugreflex zu schwach oder nicht vorhanden, wird mit einer speziellen Vorrichtung aus Spritze und Sauger das Kontrastmittel in die Mundhöhle des Säuglings gespritzt. Der Schluckvorgang wird aufgezeichnet. In der folgenden Übersicht (▶ Kasten) sind die Funktionen und Strukturen aufgeführt, die während einer VFSS beurteilt werden können (Arvedson u. Brodsky 2002).

Informationen, die während einer Videofluoroskopie eingeholt werden können

- Bewegungen der Zunge und oraler Bolustransport
- Velopharyngeale Funktionen, nasale Penetration
- Larynxhebung und Hyoidbewegung
- Pharynxmotilität und pharyngeale Transitzeit
- Leaking aus der Mundhöhle oder verzögerte Auslösung des unwillkürlichen Schluckaktes
- Laryngeale Penetration
- Art und Menge der Aspiration und die Reaktion auf eine Aspiration (Husten)
- Anzahl der Schlucke pro Bolus, um den oralen und pharyngealen Bereich zu reinigen
- Residuen von Kontrastmittel in den Valleculae und Recessus piriformes nach dem Schluck
- Koordination des Schluckvorganges
- Boluspassage im Bereich des oberen Ösophagussphinkters
- Boluspassage im Ösophagus
- Beurteilung eines verstärkten Refluxes

Ein Vorteil der VFSS gegenüber der FEES ist die Evaluierung der Koordination von Zungenaktivität, pharyngealer Motilität und oberem Ösophagussphinkter. Die orale, pharyngeale und ösophageale Transitzeit kann beurteilt und eine intradeglutitive Aspiration diagnostiziert werden. Ein weiterer Vorteil dieser Untersuchungsmethode ist gerade bei Säuglingen, dass während der Untersuchung keine mechanische Irritation vorhanden ist. Dadurch sind der Schluckakt und vor allem die Koordination von Saugen und Schlucken besser zu beurteilen. Ein Nachteil ist die hohe Strahlenbelastung, die eine rasche Untersuchung mit modernen Durchleuchtungsgeräten und an Kinder angepasste aufnahmetechnische Einstellungen erfordert. Bei beiden Untersuchungsmethoden sind der Allgemeinzustand des Babys und die richtige Lagerung während der Untersuchung ausschlaggebend, um ein aussagekräftiges Untersuchungsergebnis zu erreichen.

Eine optimale Untersuchungsbedingung wäre ein waches, hungriges Kind, das die Nahrung mit einem ihm bekannten Sauger angeboten bekommt. Bei saugschwachen Babys muss die Milch langsam und in kleinen Mengen im Mund platziert werden, um Abwehrreaktionen zu vermeiden. Die Aspirationsgefahr ist bei einem auf dem Rücken liegenden Kind, das durch die Untersuchung irritiert ist und weint, ungleich höher als bei einem ruhigen und aufrecht gelagerten Baby. Der Befundbericht von HNO-Ärzten und Radiologen sollte auf jeden Fall die Beschreibung der Untersuchungsbedingungen beinhalten, um die kurze Untersuchungssituation besser beurteilen zu können.

Abb. 10.1 Videofluoroskopie
(fehlende Schluckreflextriggerung und
Kontrastmittelpooling im Bereich der
Valleculae und der Sinus piriformes)

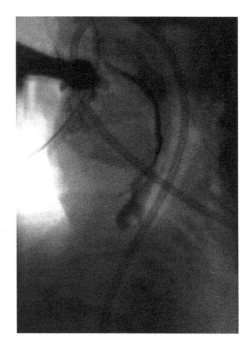

■ **Fallbeispiel**

Lara fiel unmittelbar nach der Geburt durch eine beidseitige Fazialisparese auf. Das
Speichelschlucken war ihr nicht möglich, und beim ersten Trinkversuch kam es zu einem massiven Sauerstoffsättigungsabfall. Bei der logopädischen Untersuchung wurde
eine beidseitige Fazialisparese mit stärkerer Ausprägung der rechten Seite und eine
Glossopharyngeusparese (fehlende Velumhebung, kein Würg- und kein Schluckreflex)
festgestellt. Die Verdachtsdiagnose Möbius-Syndrom wurde gestellt, das MRT des
Hirnstamms zeigte jedoch keine Auffälligkeiten. Die durchgeführte Videofluoroskopie
ergab folgenden Befund:

- (passive) Kontrastmittelaufnahme mit deutlichen Zungenbewegungen;
- gestörte orale Boluskontrolle mit einem Kontrastmittelpooling im Bereich der
  Valleculae und der Sinus piriformes (■ Abb. 10.1);
- keine Velumhebung;
- nasale Regurgitation;
- fehlende Schluckreflextriggerung mit fehlender Kippung der Epiglottis;
- fehlende Hebung von Hyoid und Larynx;
- deutliche Aspiration bei breitem, geöffneten Larynx;
- kein Hustenreflex.

Auf Grund dieses Befundes wurde Lara nur per Nasogastralsonde ernährt. Da Lara ihren Speichel nicht schlucken konnte, wurde sie mit einer Dauerabsaugung versorgt. Gleichzeitig begann eine intensive logopädische Therapie, um einerseits eine orale Deprivation zu verhindern und andererseits Restfunktionen zu aktivieren. Nach 7 Wochen intensiver Therapie erfolgte die 2. Untersuchung mittels Videofluoroskopie. Diese ergab folgendes Bild:

- orale Boluskontrolle verbessert;
- Leaking und verzögerte Schluckreflextriggerung;
- Velumhebung;
- Hebung von Hyoid und Larynx;
- Epiglottiskippung vermindert erkennbar;
- minimale postdeglutitive Penetration mit nachfolgender tropfenweiser Aspiration;
- Hustenreflex nachweisbar;
- kein Hinweis auf höhergradige Dyskinesie des oberen ösophagealen Sphinkters;
- postdeglutitiv Residuen von Kontrastmittel im Bereich der Recessus piriformes.

In weiterer Folge wurde die Absaugung des Speichels minimiert und im therapeutischen Setting das Schlucken von eingedickter Muttermilch trainiert. Die Fazialisparese besserte sich, und nach und nach konnte die oral aufgenommene Milchmenge gesteigert werden.

Die Ursache von Laras Schluckstörung wurde nie eindeutig festgestellt. Im Alter von 7 Monaten konnte das Mädchen voll oral ernährt werden. Mit 1 Jahr zeigte sie noch eine verzögerte Entwicklung der oralen Funktionen, die durchgeführte Videofluoroskopie war jedoch unauffällig.

Literatur

Arvedson J, Brodsky L (2002) Pediatric swallowing and feeding. Singular Publishing Group, Albany, NY

Therapie

Therapie frühkindlicher Schluckstörungen und Trinkschwächen

Daniela Biber

D. Biber, *Frühkindliche Dysphagien und Trinkschwächen*,
DOI 10.1007/978-3-642-44982-6_11, © Springer-Verlag Berlin Heidelberg 2014

11.1 Zeitpunkt der Therapie

Der Beginn der logopädischen Therapie muss individuell für jedes Kind festgelegt werden. Der beste Zeitpunkt ist der, an dem das Kind auf Grund seiner allgemeinen Situation mit der Therapie nicht überfordert ist. Es sollte klinisch stabil sein und durch die Therapie nicht einer Reizüberflutung ausgesetzt werden.

Sehr kleine Frühgeborene brauchen Ruhe und Zeit, um sich zu entwickeln. Gemäß dem Konzept der NIDCAP („Newborn Individualized Developmental Care and Assessment Program") stehen die Individualität sowie die entwicklungsfördernde und familienzentrierte Pflege des Kindes im Mittelpunkt (▶ Kap. 14). Bei dieser Art der Betreuung wird auf Signale des Kindes große Rücksicht genommen. So kann es durchaus vorkommen, dass bei einem Kind mit der logopädischen Therapie gewartet werden muss, da das Kind Reize von außen noch nicht genügend verarbeiten kann. Es reagiert mit Ablehnung und Irritation auf Berührungen und Veränderungen. Nicht nur bei Frühgeborenen, sondern auch bei Kindern mit anderen neurologischen Problemen und Syndromen sollte der Beginn der Therapie (im Rahmen der Möglichkeiten) gut gewählt werden, damit das Kind durch die logopädische Intervention nicht zusätzlich einer Stresssituation ausgesetzt wird.

Der geeignete Zeitpunkt des Beginns einer logopädischen Therapie ist nicht unbedingt an den Beginn der oralen Nahrungsaufnahme gekoppelt. Viele Interventionen zur Vorbereitung auf die Nahrungsaufnahme können schon vor diesem Zeitpunkt gesetzt werden. Das nonnutritive Saugen, also das Saugen am Schnuller ohne Nahrungsaufnahme, hat dabei einen hohen Stellenwert (▶ Abschn. 11.3). Auch bei Babys mit einer ausgeprägten Hypersensibilität im orofazialen Bereich ist ein möglichst frühzeitiger Beginn einer logopädischen Therapie oder Elternberatung wichtig für den weiteren Verlauf der oralen Nahrungsaufnahme.

Bei Frühgeborenen sind erste Trinkversuche ab einem Gestationsalter von 32 bis 34 Wochen möglich, da erst zu diesem Zeitpunkt die Koordinationsfähigkeit von Saugen, Schlucken und Atmen ausgereift ist. Wenn es der allgemeine Zustand des Kindes erlaubt, sind das therapeutische „Schnullern" und das „Kosten" von Milch schon vor dem ersten Trinken sinnvoll. Bei manchen Frühgeborenen ist auch eine orofaziale Stimulation vorteilhaft. Die orofaziale Stimulation bei Frühgeborenen ist nur in den seltensten Fällen einzusetzen. Die starken Reize der Stimulation stellen für das unreife Kind eine Überforderung dar.

Eine wichtige Voraussetzung für die Nahrungsaufnahme ist eine gute Eltern-Kind-Interaktion. Kinder, die während ihres Aufenthaltes auf der Intensivstation häufig Hautkontakt mit den Eltern erleben („Känguruhen"), können viel eher taktile Reize im orofazialen Bereich verarbeiten.

Bekommt ein Kind logopädische Therapie, so ist der Therapietermin im klinischen Alltag oft sehr schwierig zu koordinieren. Bei den kleinen Patienten kann nicht, wie bei Erwachsenen, ein genauer Zeitpunkt für die Therapie festgesetzt werden, da eine

Therapie nur dann sinnvoll ist, wenn das Kind entsprechend wach, hungrig und bereit für die Therapie ist. Andererseits muss sich die Therapie natürlich am Stationsalltag, den Pflegerunden, an Fütterzeiten und nicht zuletzt an den Kapazitäten der Logopäden orientieren. Die logopädische Therapie wird aber immer an den Zeitpunkt der Nahrungsaufnahme bzw. des Sondierens gekoppelt.

In den meisten Kliniken werden die Kinder regelmäßig zu bestimmten Zeiten (alle 3 bis 4 Stunden) gefüttert oder sondiert. Für kleine Frühgeborene ist die regelmäßige Nahrungsaufnahme wichtig, da sie selbst Hunger und Sättigung noch wenig regulieren können. Außerdem können Frühgeborene ihren Blutzuckerspiegel nur schwer halten, und es besteht die Gefahr einer Hypoglykämie. Bei älteren Kindern wird bei der Nahrungsaufnahme mehr auf ihre Hungersignale geachtet. Bei regelmäßiger Nahrungsgabe, unabhängig vom individuellen Rhythmus des Babys, entwickeln die Kinder kein Hungergefühl, und es kann zu einer Störung der Selbstregulation und der Interaktion kommen. Dies kann wiederum zu einer Nahrungsverweigerung und zu einem abnormen Trinkverhalten führen (Porz 2003). Ideal wäre es, wenn der Zeitpunkt der logopädischen Therapie, Hungersignale des Kindes und der Zeitpunkt der Nahrungsaufnahme in engem Zusammenhang ständen.

11.2 Elternberatung

Eine wichtige Aufgabe in der Therapie von Säuglingen mit Trinkschwierigkeiten ist die eingehende Beratung und Schulung der Eltern. Das Füttern des Kindes gehört in erster Linie in den Kompetenzbereich der Eltern. Um die Nahrungsaufnahme sowohl effektiv als auch angenehm zu gestalten, bedarf es einer interaktiven Abstimmung zwischen Eltern und Kind (Stern 2006). Diese interaktive Abstimmung beginnt normalerweise beim ersten Stillen oder Füttern mit der Flasche und passt sich der Entwicklung des Kindes an. Gerade in den ersten Lebenswochen ist die Kontaktaufnahme, das sog. Bonding, zwischen Mutter und Kind über das Füttern sehr intensiv. Fällt diese Situation weg, bleibt oft eine große Unsicherheit im Umgang mit dem Kind. Bis zum ersten Körperkontakt, dem ersten Stillversuch oder dem ersten Füttern mit der Flasche können oft Monate vergehen. In der Folge bleibt die Interaktionsqualität zwischen Eltern und Kind häufig beeinträchtigt.

Kaum ein Elternteil ist auf die Situation mit einem kranken Baby vorbereitet. Ist die kritische erste Zeit für das Kind vorbei und sind die wichtigsten Lebensfunktionen des Kindes stabil, ist das Thema „Trinken" für die Eltern ein sehr wesentliches. „Wenn mein Kind erst mal genug trinkt, wird es auch wieder gesund" – dieser Satz ist oft zu hören. Auch der Zeitpunkt der Entlassung aus der Klinik wird von einer ausreichenden Trinkmenge abhängig gemacht. So entsteht beim Füttern ein großer Druck.

Demgegenüber steht für sehr viele Mütter das Gefühl zu versagen, weil sie ihr Kind nicht ernähren können. Ein Baby zu „nähren", ist ein tief verwurzelter Urinstinkt der

Mütter und nicht einfach eine mechanische Handlung. Die Mütter sehen ihr Kind im Inkubator, zumeist auf einer Intensivstation, und stehen der Situation hilflos gegenüber. Sie wünschen sich, ihr Kind im Arm zu halten und zu versorgen, gleichzeitig ist die Angst groß, im Umgang mit dem Kind etwas falsch zu machen. Das Füttern ist neben dem Wickeln und Baden einer der wenigen Handlungen, die die Eltern eines Babys in der Klinik übernehmen können. Beim Füttern der Kinder wirken die Eltern oft unsicher. Dazu kommt das Problem, dass das Füttern auf der Intensivstation oft nicht anhand der Qualität des Trinkens, sondern anhand der Menge der getrunkenen Milliliter beurteilt wird. Für eine angenehme, entspannte Füttersituation bleibt keine Zeit. Manchmal erscheint die Fütterinteraktion fast als Leistungskampf, in der die Eltern zeigen wollen, was sie können. Nicht selten erleben sie das Pflegepersonal als Konkurrenten (Wilken 2007).

Eine Mutter eines Frühgeborenen berichtet: „Ich hatte immer schon vor Beginn des Fütterns Angst, dass mein Kind bei mir nicht so viel trinkt wie bei der Krankenschwester. Ich wollte beweisen, dass ich mein Kind auch gut versorgen kann. Ich versuchte, in kurzer Zeit meinem Kind möglichst viel Milch zu geben. Aber mein Kind hat nur gehustet und gewürgt und alles wieder ausgespuckt. Ich fühlte mich schrecklich und überließ das Füttern schließlich lieber den anderen." Diese Füttersituation war für die Mutter sehr belastend, und es war sehr wichtig für die Beziehung zwischen Mutter und Kind, eine positive Interaktion beim Füttern wiederherzustellen und die Kompetenz der Mutter zu stärken.

Nach der Entlassung aus der Klinik bleibt die schwierige Essenssituation häufig erhalten. Oft dreht sich jahrelang der gesamte Alltag um die Nahrungsaufnahme. Deswegen ist eine frühzeitige Unterstützung notwendig, damit dieser Teufelskreis unterbrochen wird. Nach der ausführlichen Diagnostik müssen die Eltern sehr rasch in die Füttersituation eingebunden werden. Mit den Eltern werden folgende Fragen besprochen: Wie wird das Baby richtig gelagert? Welche Sauger oder Schnuller sind am besten geeignet? Wie erfolgt das allgemeine „Handling" des Babys? Den Eltern sollte vermittelt werden, dass beim Füttern nie die Menge der getrunkenen Milch im Vordergrund stehen darf, sondern die positive Interaktion zwischen Eltern und Kind.

Auch wenn der Säugling noch zu schwach ist, um zu trinken, oder wenn er auf Grund einer Aspirationsgefahr nichts trinken darf, können die Eltern das Baby trotzdem während des Sondierens im Arm halten und es am Schnuller oder am Finger nuckeln lassen.

Manche Eltern wollen auch in die orofaziale Stimulation eingebunden werden, während andere keine „Therapeuten" sein wollen, sondern einfach nur Mutter und Vater. Für den Logopäden ist es immer oberstes Ziel, sich auf die jeweilige Situation flexibel einzustellen und so viel Hilfe und Unterstützung zu geben, wie es gerade nötig ist. Es ist ein wichtiges und vorrangiges Ziel, den Eltern die Möglichkeit der Teilnahme zu geben und ihre Kompetenz zu stärken. Ich habe immer wieder erlebt, dass Eltern sehr froh waren, regelmäßig über die Essenssituation des Kindes sprechen zu können, auch wenn vielleicht gerade keine Therapie möglich war. Essen ist Beziehungssache und ein genussvolles Erlebnis. Die Füttersituation sollte für Eltern und Kind immer eine angenehme Erfahrung sein.

11.3 Maßnahmen zur Vorbereitung auf die orale Nahrungsaufnahme

Motorische Fähigkeiten, wie ein ausgereiftes Trinkmuster, entwickeln sich mit der Reifung des Gehirns sowie mit der Entwicklung des Körpers und stehen in engem Zusammenhang mit den Erfahrungen des Kindes (Adolph et al. 1998). Bei Frühgeborenen ist das Gestationsalter für die neuromuskuläre Reifung ausschlaggebend; dies ist aber immer in Zusammenhang mit dem Allgemeinzustand des Kindes und anderen Grunderkrankungen zu sehen. Zu frühe Trinkversuche bergen nicht nur das Risiko einer Aspiration, sie vermitteln dem Säugling auch negative Erfahrungen mit dem Trinken. Als Folgeerscheinung verweigern sie das Trinken, auch wenn sie rein körperlich dazu in der Lage wären. Auch bei Kindern, die auf Grund schwerwiegender Erkrankungen Trinkschwierigkeiten zeigen, ist vor Beginn einer Therapie genau einzuschätzen, auf welchem Niveau eine logopädische Intervention möglich ist.

Kinder in einem schlechten Allgemeinzustand mit großen Problemen im Bereich der Sauerstoffsättigung und einer verminderten Wachheit brauchen in erster Linie Zeit und Ruhe. Instabile Frühgeborene, die jegliche Art von Lageveränderungen und pflegerischen Interventionen als unangenehm empfinden, keine oralen Reflexe zeigen und kein Interesse am Saugen haben, sind noch nicht reif genug für eine direkte logopädische Therapie. Befinden sich Kinder in dieser Phase, können trotzdem Maßnahmen durchgeführt werden, die eine optimale Entwicklung der orofazialen Funktionen begünstigen.

Bei der Lagerung des Kindes ist eine Flexionshaltung und das Fazilitieren einer Körpermittellinie die Voraussetzung zur Entwicklung einer körperlichen Stabilität. Diese Stabilität ist wiederum Grundbedingung für die Entwicklung physiologischer Trinkmuster. Die Hände sollten bei der Lagerung Kontakt zu Gesicht und Mund haben. Intrauterin ist dieser Hand-Mund-Kontakt fast immer gegeben und wichtig, um im orofazialen Bereich sensorische und motorische Erfahrungen zu sammeln.

Frühgeborene oder kranke Neugeborene sind frühzeitig mit negativen Erfahrungen im oralen Bereich konfrontiert. Absaugen, Intubation, Legen der Magensonde und Mundpflege sind notwendig, aber mit negativen Reizen für das Baby verbunden. Negative orale Erfahrungen beeinflussen das spätere Trinkverhalten des Babys; sie müssen deshalb so weit wie möglich minimiert – und durch positive Erfahrungen ersetzt werden, um spätere Abwehrreaktionen zu verhindern. Eltern sollten dazu ermuntert werden, den Kindern positive Erfahrungen durch Streicheln und Küssen im Gesichtsbereich zu vermitteln. Das Vorhandensein von Beatmungshilfen und Ernährungssonden hemmt Eltern jedoch oftmals, ihr Kind im Gesicht zu berühren.

Mütter, die ihr Kind mit Muttermilch versorgen wollen, brauchen manchmal Unterstützung beim Abpumpen der Milch. Für viele Mütter ist es schwierig, eine gute Laktation aufrechtzuerhalten. Stress sowie das Abpumpen der Milch ohne direkten Kontakt zum Kind sind Faktoren, die dazu führen, dass sich die Milchmenge verringert und Mütter vorzeitig abstillen. Im Idealfall steht den Müttern in der Klinik eine Still- und Laktationsberaterin zur Verfügung.

Füttern ist Kommunikation und Beziehung zwischen Eltern und Kind. Eine gute Mutter-Kind-Interaktion beeinflusst das Trinkverhalten des Babys positiv. In den Kliniken hat sich bei Frühgeborenen die Methode des „Känguruhens" immer mehr durchgesetzt. Der direkte Hautkontakt hat viele positive Einflüsse auf die Entwicklung des Kindes und die Förderung der Eltern-Kind-Beziehung. Durch die Methode des „Känguruhens" werden die Eltern sicherer im Umgang mit dem Kind, was wiederum eine positive Auswirkung auf ihr Verhalten beim Füttern hat.

In ◘ Abb. 11.1 ist eine Mutter mit ihrem in der 30. Schwangerschaftswoche geborenem Kind beim „Känguruhen" dargestellt. Das Baby ist noch nicht reif genug für eine orale Nahrungsaufnahme. Es saugt nur wenig am Schnuller, und die oralen Reflexe sind sehr schwach ausgeprägt. Zusätzlich zeigt das Baby Probleme mit der Atmung und braucht noch eine Sauerstoffbrille. Die Mutter wird ermuntert, ihr Baby häufig im Gesicht zu streicheln und zu liebkosen, um eine orofaziale Deprivation zu verhindern. Während des Sondierens nuckelt es gerne etwas an einem in Muttermilch getunkten Schnuller, oder es kostet an der Brust der Mutter einige Tropfen Milch. In der folgenden Übersicht (▶ Kasten) wird aufgezeigt, welche Interventionen bei Kindern möglich sind, die noch nicht trinken können oder dürfen.

Indirekte Vorbereitung auf die orale Nahrungsaufnahme
- Eltern setzen positive Erfahrungen im orofazialen Bereich des Kindes
- Intensive Kontaktaufnahme zwischen Eltern und Kind
- Stabile Lagerung für eine optimale Entwicklung
- Ermöglichung von Hand-Mund-Kontakt
- Aufrechterhaltung der Laktation bei der Mutter
- Beratung der Eltern
- Beobachtung des Kindes: Ab wann ist eine logopädische Therapie sinnvoll?

11.4 Handling

Unter „Handling" versteht man die Handhabung des Babys wie das Drehen im Bett, das Herausnehmen, das Tragen und das Halten des Säuglings. Gerade Frühgeborene auf einer Intensivstation wirken sehr zerbrechlich; meist erschweren viele medizini-

■ **Abb. 11.1** Mutter beim „Känguruhen" mit ihrem frühgeborenen Baby

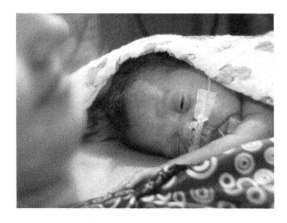

sche Geräte und Schläuche das Handling. Es bedarf einiger Übung, das Kind aus dem Bett zu nehmen und gut zu positionieren.

Im Rahmen der entwicklungsfördernden Pflege haben sich sog. Initialberührungen durchgesetzt, die für jedes Kind individuell festgelegt werden. Die Initialberührung ist eine Begrüßung des Kindes durch Berührung an einem bestimmten Körperteil. Sie dient dazu, dem Kind die Information zu geben, dass nun etwas mit ihm passiert. Bei manchen Kindern erfolgt die Initialberührung am Kopf. Kinder, die im Kopfbereich sehr empfindlich sind, werden durch Berührung am Arm oder Bein „begrüßt". Berührungen des Säuglings sollten immer durch klare Reize geprägt sein. Diffuse Reize können von Babys oft schlecht verarbeitet und integriert werden. Bevor ein Kind aus dem Bett genommen wird, legt man die Hand behutsam auf das Kind und lässt die Hand mit einem sanften Druck eine Weile liegen.

Kinder reagieren auch stark auf die menschliche Stimme. Selbst wenn sie Worte nicht verstehen können, ist es wichtig, die Handlungen, die man am Kind vollführt, gleichzeitig auch zu erklären. Das vermittelt dem Baby Sicherheit und stärkt kommunikative Fähigkeiten. In ■ Abb. 11.2 wird dargestellt, wie ein Kind verbal und durch eine Initialberührung begrüßt wird. Die Aufmerksamkeit des Babys wird geweckt.

Beim Hochnehmen des Kindes aus dem Bett werden zuerst die Arme in der Mitte zusammengebracht. Die Hände des Erwachsenen stützen Schulter und Kopf. Anschließend wird das Baby, wie in ■ Abb. 11.3a,b zu sehen, gedreht und über die Seite hochgenommen.

Beim Tragen wird der Kopf des Kindes sicher in einer Armbeuge gelagert. Eine Hand unterstützt das Gesäß und die Hüfte des Säuglings, damit es in einer Flexionshaltung getragen werden kann. Der andere Arm kann zusätzlich noch Schulter, Kopf und Beine stützen (■ Abb. 11.4).

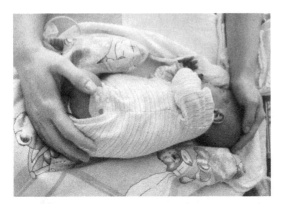

■ **Abb. 11.2** Initialberührung

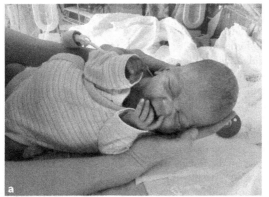

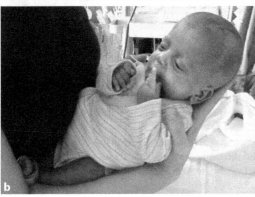

■ **Abb. 11.3a,b** Ein Baby aus dem Bett nehmen. **a** Das Baby auf die Seite drehen; dabei Schulter und Kopf mit den Händen abstützen. **b** Das Baby über die Seite hochnehmen

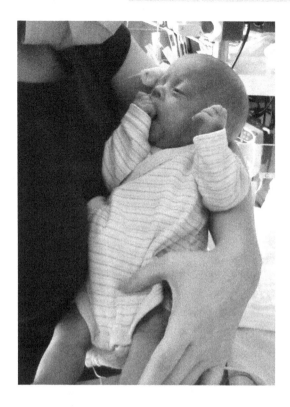

Beim Hinlegen des Kindes ist es wieder wichtig, es langsam über die Seite ins Bett zu legen. Lagerungshilfen müssen im Bett schon vorbereitet sein. Beim Lagern im Bett ist auf eine ausreichende Begrenzung des Kindes zu achten. Das in ◻ Abb. 11.5 dargestellte Baby ist seitlich im Bett gelagert. Ein Lagerungskissen stützt Rücken und Hüfte. Das Ende des Kissens ist zwischen den Beinen des Kindes positioniert und ermöglicht eine physiologische Stellung der unteren Extremitäten. Das zweite Lagerungskissen (in ◻ Abb. 11.5 ein zusammengerolltes Handtuch) begrenzt den Kopf und die oberen Extremitäten. Die Hände haben Kontakt zum Mundbereich.

Bei der Lagerung auf dem Rücken müssen auch Schultern und Hüfte so unterstützt werden, dass dem Baby ermöglicht wird, eine Flexionshaltung einzunehmen. Eine Unterstützung im Schulterbereich ermöglicht dem Baby einen leichteren Hand-Mund-Kontakt (◻ Abb. 11.6). Eine entwicklungsgerechte Lagerung des Säuglings im Bett vermeidet Hals- und Schulterretraktionen, die sich auch auf die Nahrungsaufnahme negativ auswirken können.

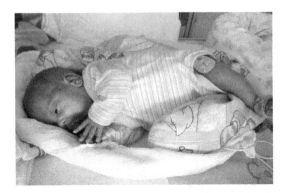

■ **Abb. 11.5** Seitliche Lagerung

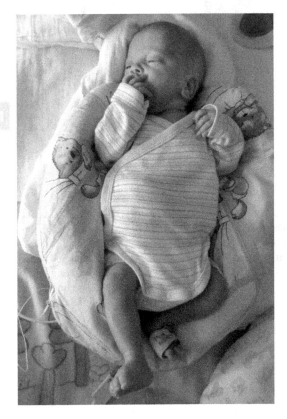

■ **Abb. 11.6** Lagerung in Rückenlage

11.5 Umgebung

Babys nehmen aus ihrer Umgebung ständig Reize und Informationen auf. Unreife und entwicklungsverzögerte Kinder haben große Schwierigkeiten, die Umgebungsreize zu integrieren. Je ruhiger die Umwelt, je angenehmer die Lagerung und je entspannter die Therapiesituation, desto höher sind die Erfolgsaussichten einer logopädischen Therapie. Kann sich das Kind gut auf das Trinken konzentrieren, sinkt die Wahrscheinlichkeit einer Aspiration drastisch.

Die Therapie sollte gut vorbereitet werden, damit das Kind nicht durch Unterbrechungen irritiert wird. Umgebungsreize müssen so gut wie möglich minimiert werden. Der Sessel, in dem der Therapeut mit dem Baby sitzt, wird so gedreht, dass das Kind möglichst wenig visuellen Reizen ausgesetzt ist. Gespräche mit den Eltern oder dem Pflegepersonal werden vor oder nach der Therapie geführt.

11.6 Nonnutritives Saugen

Das nonnutritive Saugen bezeichnet ein Saugen am Schnuller, am Daumen oder am Finger, ohne dass dabei gleichzeitig Nahrung aufgenommen wird. Dabei unterscheidet sich das Saugmuster beim nonnutriven Saugen wesentlich vom nutritiven Saugen. Die Saugfrequenz beim nonnutritiven Saugen ist mit 2 Saugbewegungen pro Sekunde etwa doppelt so hoch wie beim nutritiven Saugen. Die Saugamplitude ist beim nonnutritiven Saugen jedoch wesentlich kleiner, und der negative intraorale Druck ist geringer.

Zwischen der 18. und 24. Schwangerschaftswoche (p.c.) beginnt sich das eigentliche Saugmuster mit der typischen Vor- und Rückbewegung der Zunge zu entwickeln. Ab der 26. Schwangerschaftswoche wechseln einzelne Saugbewegungen mit längeren Pausen ab. Ein stabiles und regelmäßiges Muster von Saugen und Schlucken zeigt sich ab der 32. Schwangerschaftswoche. Das reife nonnutritive Saugmuster besteht aus 5 bis 6 Saugbewegungen, dann Schlucken und Atmen (Palmer 1993). Dieses Muster wird einige Minuten aufrechterhalten, bevor es zu einer längeren Pause kommt.

Das Aufrechterhalten eines rhythmischen Saugmusters ist die Basis für ein erfolgreiches Trinken. Umgekehrt bedeutet aber ein gutes Saugmuster noch lange kein ausgereiftes Trinkmuster. Beim nonnutritiven Saugen besteht keine Notwendigkeit, einen Flüssigkeitsbolus koordiniert zu schlucken, und gerade die Koordination von Schlucken und Atmen beim Trinken bereitet den Frühgeborenen und kranken Neugeborenen oft Schwierigkeiten.

Zahlreiche Studien beschäftigen sich mit der Effizienz des nonnutritiven Saugens. Pickler et al. (1996) stellten fest, dass Kindern, die schon vor dem nutritiven Saugen die Möglichkeit hatten, das Saugen zu üben, der Übergang von Sondenernährung zu oraler Ernährung schneller gelang als Kindern, die vorher nicht üben konnten.

Den in dieser Studie beschriebenen positiven Effekt der besseren Sauerstoffsättigung während des Saugens wurde in der Untersuchung von Pinelli u. Symington (2000) nicht bestätigt, allerdings konnten sie belegen, dass der Klinikaufenthalt bei Kindern, die frühzeitig an das nonnutritive Saugen gewöhnt worden waren, deutlich verkürzt werden konnte (Pinelli u. Symington 2000). Harding et al. (2006) belegten, dass sich die Saugmuster bei regelmäßigem nonnutritivem Saugen verbessern.

Das Ziel der logopädischen Therapie ist die Normalisierung der oralen sensomotorischen Funktionen, nicht das sofortige Füttern. Der therapeutische Einsatz von Schnullern bei Kindern, die nicht trinken können, ist sehr sinnvoll und klar vom jahrelangen „Dauerschnullern" abzugrenzen. Der Gebrauch von Schnullern in der Therapie stellt kein Hindernis für das spätere Stillen hinsichtlich „Saugverwirrung" dar, sondern fördert die Bereitschaft zum Stillen. Das Saugen am Schnuller bewirkt eine sensorische Stimulation, die einer oralen Deprivation entgegenwirkt. Saugmuster werden fazilitiert, und die orofaziale Muskulatur wird gestärkt.

11.7 Anbahnen des Saugens

Wenn das Kind durch orale Manipulationen in seinem Allgemeinzustand nicht irritiert wird (Sauerstoffsättigungsabfälle, Bradykardien, massive Abwehrreaktionen), kann das nonnutritive Saugen angebahnt werden. Vor Beginn der Therapie ist unbedingt auf eine stabile Lagerung und eine möglichst reizarme Umgebung zu achten.

Um den Säugling auf das intraorale Arbeiten vorzubereiten, bringt man die Hände des Kindes vorsichtig zum Mund. Die meisten Kinder reagieren darauf mit Spitzen der Lippen und Öffnen des Mundes. Toleriert das Kind diesen Reiz, kann man anschließend einen Schnuller oder einen mit Milch benetzten Finger verwenden. Manche Kinder machen lieber erste Saugversuche an der (leergepumpten) Brust der Mutter. Verwendet man einen Schnuller, so sollte dieser anfangs möglichst klein, weich und flach sein.

Zu Beginn wird versucht, durch Streichen an der Wange den Suchreflex auszulösen. Dieser Reflex ist in den ersten 3 Lebensmonaten eng an den Saugreflex gebunden. Öffnet das Kind den Mund, wird der Finger oder der Schnuller auf die Zunge gelegt. Um ein Auslösen des Würgreflexes zu vermeiden, darf nur im vorderen Zungendrittel gearbeitet werden. Dem Kind muss Zeit gegeben werden, sich an den intraoralen Reiz zu gewöhnen. Toleriert es den Schnuller oder den Finger im Mund, wird mit einem rhythmischen Druck auf die Zunge das Saugen stimuliert (ca. 2-mal pro Sekunde). Zusätzlich kann das Baby durch Druck am Mundboden unterstützt werden.

Ist keine Saugreaktion vorhanden, streicht man 1-mal pro Sekunde mit leichtem Druck von der Zungenmitte Richtung Zungenspitze. Nach 5 Wiederholungen lässt man den Finger ruhig im Mund liegen und wartet auf die Reaktion des Kindes. Dann beginnt man wieder zu streichen. Gleichzeitig können auch die Wangen leicht nach

■ **Abb. 11.7** Stimulation im Mund

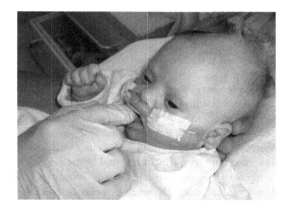

vorne gezogen werden, um eine Saugbewegung zu fazilitieren. Beginnt das Kind bei dieser Übung, selbst zu saugen, belässt man den Finger ruhig im Mund. Nach ungefähr 1 Minute nimmt man den Finger aus dem Mund des Kindes und fazilitiert das Schlucken mit dem Kieferkontrollgriff (► Abschn. 11.10). Zeigt das Kind Abwehrreaktionen, muss die Übung abgebrochen werden.

Bei dem in ■ Abb. 11.7 dargestellten Kind, bei dem ein Down-Syndrom und ein Herzfehler diagnostiziert wurde, wird das Saugen angebahnt. Der mit Milch benetzte Finger stimuliert die Zunge, die andere Hand des Therapeuten bringt den Kopf in eine leichte Flexion und stützt gleichzeitig die Schultern.

Einige Säuglinge haben Schwierigkeiten, Saugen und Atmen zu koordinieren. Treten diese Probleme beim Saugen auf, wird der Schnuller oder der Finger nach einem kurzen Saugzyklus aus dem Mund genommen, damit das Kind die Möglichkeit hat, sich respiratorisch zu erholen.

Kann das Kind am Schnuller saugen, sollte es mehrmals täglich dazu Gelegenheit bekommen. Anfangs wird der Schnuller noch häufig aus dem Mund fallen, da der Mundschluss noch schwach ist und das Kind ihn mit Saugbewegungen aus dem Mund schiebt. Der Schnuller darf aber nicht am Gesicht fixiert werden. Der Schnuller wird dazu verwendet, das Saugmuster zu verbessern und das Saugbedürfnis des Kindes zu befriedigen. Wird er dauerhaft im Mund belassen, ist die Folge eine unphysiologisch offene Mundhaltung.

11.8 Nonnutritives Saugen während des Sondierens

Bei ausschließlicher Sondenernährung kann das Baby den Zusammenhang zwischen Saugen und Sattwerden nicht herstellen. Das Kind erhält die Nahrung ohne sein Zutun. So verlernt es, dass es durch Saugen sein Hungergefühl stillen kann. Die für das Trinken notwendige Muskulatur wird nicht aufgebaut, und die soziale Interaktion mit dem Fütternden fällt weg. Das Kind hat bei ausschließlicher Ernährung über die Sonde auch keine Möglichkeit, die Nahrung zu schmecken und zu riechen. Umso wichtiger ist es, Kindern, die nicht oral ernährt werden dürfen, eine geeignete orale Stimulation anzubieten.

Das nonnutritive Saugen während des Sondierens hat messbare physiologische Wirkungen (Bernbaum 1983; Field 1982; Pinelli 2000): Es kommt zu einer Stimulation der Magensäuresekretion und Magenmotilität sowie zu einer Förderung des Wachstums der Magenschleimhaut. Ferner wird die Magenpassage beschleunigt, und es wird vermehrt Gastrin, Insulin und Lipase ausgeschüttet. Durch diese verdauungsanregenden Vorgänge verbessert sich die Toleranz gegenüber der Sondennahrung. Die Studie von Rochat et al. belegt eine erhöhte Bereitschaft der Frühgeborenen zu saugen, während sie per Sonde ernährt werden (Rochat et al. 1997). Auch der Zusammenhang zwischen dem Geruch der Milch und einem gleichzeitigen verstärkten Saugen am Schnuller wurde nachgewiesen (Bingham et al. 2003).

Wird das natürliche Saugbedürfnis des Frühgeborenen oder kranken Neugeborenen unterstützt und erhält der Säugling zusätzlich noch geschmackliche Stimulationen und Zuwendung, so wird einer oralen Abwehr entgegengewirkt; zudem kann der Übergang zur oralen Ernährung erheblich verkürzt werden.

Durch das nonnutritive Saugen während des Sondierens wird die für das Trinken notwendige Muskulatur gestärkt, und es ist möglich, dem Kind positive Erfahrungen im Mund anzubieten. Dem Baby wird der wichtige Zusammenhang zwischen Nahrungsaufnahme, Mundbewegungen, Zuwendung und dem Gefühl, satt und zufrieden zu sein, vermittelt.

Das in ◨ Abb. 11.8 dargestellte Frühgeborene erhält Nahrung über die Nasogastralsonde. Zur Stimulierung des Geruchs- und Geschmackssinns wird während des Sondierens ein mit Muttermilch benetzter Schnuller angeboten. Statt des Schnullers kann auch ein großes Wattestäbchen oder ein Finger des Erwachsenen verwendet werden.

11.9 Orofaziale Stimulation

Bei einigen Säuglingen ist eine orofaziale Stimulation indiziert. Erfahrungsgemäß sprechen vor allem Kinder mit hypotonen, orofazialen Strukturen und Funktionen auf diese Stimulation an. Gute Erfolge werden auch bei neurologischen Auffälligkeiten, z. B. bei einer Fazialisparese, erzielt. Bei Babys mit starker Hypersensibilität und/oder beginnender muskulärer Hypertonie ist diese Methode mit Vorsicht einzusetzen und dementsprechend zu modulieren. Frühgeborene sind mit den starken Reizen der orofazialen Stimulation überfordert. Daher sollte diese Art der Therapie bei zu früh geborenen, unreifen Kindern nur in Ausnahmefällen (wenn z. B. zusätzliche neurologische

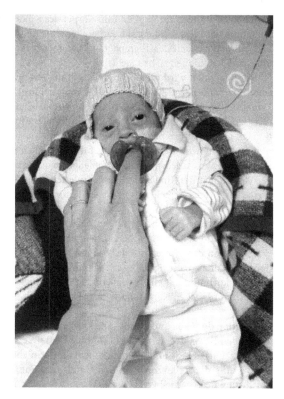

■ **Abb. 11.8** Ein Frühgeborenes nuckelt am Schnuller und wird gleichzeitig sondiert

Auffälligkeiten vorhanden sind) durchgeführt werden. Die Art und die Ausführung der orofazialen Stimulation müssen immer individuell der Situation des Kindes und der Form des Störungsbildes angepasst werden. Eine genaue Diagnostik ist auch hier Voraussetzung für den weiteren Therapieverlauf.

Fucile et al. (2002, 2005) beschäftigten sich in einer Studie mit den Auswirkungen der orofazialen Stimulation bei Babys auf das Trinkverhalten. Sie kamen zu dem Ergebnis, dass die orofaziale Stimulation zwar nicht den Reifeprozess der orofazialen Funktionen beschleunigt, aber eine Kräftigung der orofazialen Muskulatur bewirkt. Dadurch konnte die Menge der getrunkenen Milch gesteigert werden, und die Babys wurden früher von der Sonde entwöhnt.

Das Ziel der orofazialen Stimulation ist die Setzung von orofazialen sensomotorischen Reizen und damit das Fazilitieren physiologischer Trinkmuster. Vor der orofazialen Stimulation wird das Kind gut auf den Oberschenkeln oder im Bett gelagert.

Durch Berührungen am Kopf und am Körper des Kindes und durch verbale Kontaktaufnahme wird das Kind darauf vorbereitet, dass nun etwas mit ihm gemacht wird. Die Aufmerksamkeit des Therapeuten ist immer beim Kind, um Kontakt zu halten und seine Reaktionen zu beobachten.

Im Folgenden wird eine orofaziale Stimulation Schritt für Schritt beschrieben (modifiziert nach Castillo-Morales). Die Stimulation erfolgt nach dem Prinzip, durch Vibration, Druck und Zug den Tonus der orofazialen Muskulatur zu beeinflussen (Castillo-Morales 1998). Bei hypertoner orofazialer Muskulatur wird statt der Vibration ein gleichmäßiges Streichen angewandt.

Jede Übung wird 3- bis 5-mal ausgeführt. Zwischen jeder Wiederholung wird dem Kind Gelegenheit gegeben, auf die Stimulation zu reagieren. Die Stärke des Druckes wird den Reaktionen des Kindes angepasst. Zu fester Druck ist für Babys unangenehm, zu leichte Berührungen empfinden sie oft als diffusen Reiz, der nicht integriert werden kann.

Das Manöver der „motorischen Ruhe" Nach Castillo-Morales wird das Kind zuerst in den Zustand der „motorischen Ruhe" gebracht. Wie in ◘ Abb. 11.9 zu sehen, wird eine Hand an den Hinterkopf des Säuglings gelegt und ein rhythmischer, intermittierender, ganz vorsichtiger Zug in Richtung kranial ausgeübt. Die andere Hand liegt am Brustkorb und übt einen vorsichtigen Druck Richtung kaudal aus (Vorsicht bei Kindern mit frischen Narben nach einer Herzoperation!).

Stimulation der Füße und Hände Die Fußsohlen und die Hände werden mit sanften, kreisenden Bewegungen massiert (◘ Abb. 11.10). Bei den Händen ist darauf zu achten, dass der Babkin- und der Palmomentalreflex nicht ausgelöst werden. Wirkung: Aktivierung der Reflexzonen an den Hand- und Fußflächen, Vorbereitung auf die Berührung im Gesichtsbereich.

Stimulation der Stirnmuskulatur Mit den Daumen oder mit zwei Fingern wird mit Druck, Zug und Vibration vom Haaransatz bis zu den Augenbrauen massiert (◘ Abb. 11.11). Reaktion: Das Kind zieht die Augenbrauen hoch und aktiviert die Stirnmuskulatur.

Stimulation der Augenringmuskulatur Man beginnt bei der Nasenwurzel und vibriert beidseits mit den Fingern knapp oberhalb der Augenbrauen entlang bis zum Augeneckpunkt. Dasselbe wiederholt man auch unterhalb des Auges. Diese Übung darf nicht zu fest gemacht werden, erst beim Augeneckpunkt kann ein leichter vibrierender Druck gegeben werden (◘ Abb. 11.12). Wirkung: Aktivierung der Augenmuskulatur, Koordination der gesamten mimischen Muskulatur.

Stimulation der Muskulatur entlang der Nase Vom inneren Augenwinkel wird parallel links und rechts an der Nase entlang bis zur Mitte der Oberlippe massiert. An der

◘ Abb. 11.9 Manöver der „motorischen Ruhe"

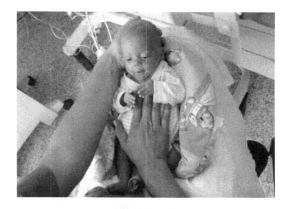

◘ Abb. 11.10 Stimulation der Hände

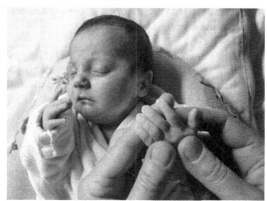

◘ Abb. 11.11 Stimulation der Stirnmuskulatur

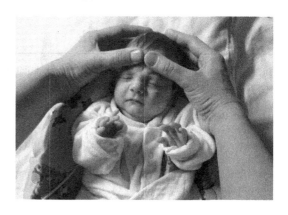

Oberlippe wird ein leichter Vibrationsdruck gegeben (◼ Abb. 11.13). Wirkung: Aktivierung der Nasenmuskulatur und Vorbereitung der Lippenmuskeln.

Stimulation der Wangenmuskulatur Zwei Finger werden auf die Wangen knapp vor die Kiefergelenke gelegt. Vom Kiefergelenk wird Richtung Mundwinkel mit Zug und Vibration massiert (◼ Abb. 11.14). Wirkung: Die Saugmuskulatur wird aktiviert, der M. masseter gestärkt.

Stimulation der Mundringmuskulatur Zwei Finger werden auf die Mitte der Oberlippe gelegt. Von dort wird entlang des M. orbicularis oris bis knapp unter die Mundwinkel mit Zug und Druck vibriert – „trauriger Mund". Als Verstärkung des Reizes kann wieder zurück bis zur Mitte der Oberlippe massiert werden. Den Abschluss dieser Übung bilden dann ein sanfter Druck auf die Mitte der Lippe und ein Zug nach unten. Die gleiche Bewegung wird an der Unterlippe durchgeführt – „lachender Mund" (◼ Abb. 11.15). Wirkung: Aktivierung und Stärkung des M. orbicularis oris. Verbesserung des Mundschlusses.

Stimulation des Mundbodens Mit Druck eines Fingers wird der Mundboden vibriert (◼ Abb. 11.16). Achtung: Durch den Larynxhochstand der Säuglinge darf keinesfalls zu weit hinten vibriert werden! Wirkung: Stärkung der Mundbodenmuskulatur, eventuell Auslösen des Schluckreflexes.

Stimulation im Mund Der mit Tee oder Milch befeuchtete Zeigefinger wird mit sanftem Druck auf die Zunge gelegt. Manche Kinder beginnen bei dieser Übung, am Finger zu saugen. Daumen und Mittelfinger werden auf den Wangen platziert. Durch Druck und Zug der Wangen nach vorne, wird die Saugbewegung unterstützt (◼ Abb. 11.17). Zur weiteren Stabilisierung setzt man mit dem Ringfinger am Mundboden einen leichten Druck. Wirkung: Stimulation des Saugvorgangs, Stärkung der Wangenmuskulatur.

11.10   Intraorale Stimulation

Im Anschluss an die Stimulation der Gesichtsmuskulatur kann – je nach Akzeptanz des Kindes – eine intraorale Stimulation durchgeführt werden. Dabei ist jedoch abzuwägen, ob eine zu lange orofaziale Stimulation den Säugling für einen anschließenden Trinkversuch zu sehr ermüdet. Bei intraoralen Übungen muss besonders behutsam vorgegangen werden. Gemäß den Hygienevorschriften in der Klinik sind intraorale Übungen mit einem Einweghandschuh durchzuführen. Wird der Finger vorher in Milch getaucht, ist der Geschmack des Handschuhs für das Baby erträglicher. Bei den Übungen ist es sinnvoll, mit einer Hand den Kopf des Kindes in einer leichten Beugehaltung (Neutralstellung) zu stützen.

■ **Abb. 11.12** Stimulation
der Augenringmuskulatur

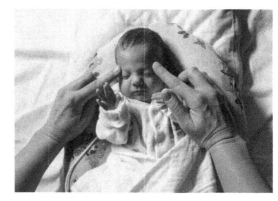

■ **Abb. 11.13** Stimulation
der Muskulatur entlang der
Nase

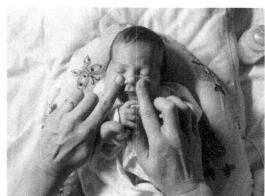

■ **Abb. 11.14** Stimulation
der Wangenmuskulatur

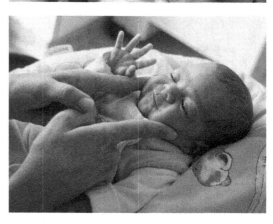

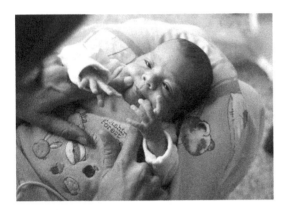

◘ **Abb. 11.15** Stimulation der Mundringmuskulatur

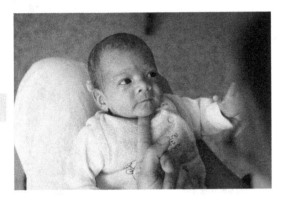

◘ **Abb. 11.16** Stimulation des Mundbodens

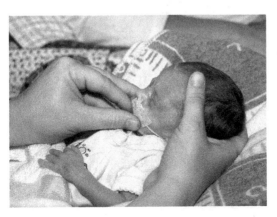

◘ **Abb. 11.17** Stimulation im Mund

Abb. 11.18 Kieferkontrollgriff

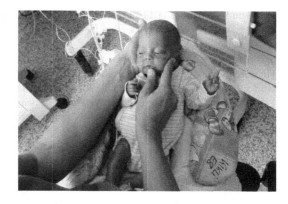

Kieferkontrollgriff Während der intraoralen Stimulation wird die Speichelproduktion
angeregt. Deshalb ist es wichtig, zwischen den Übungen dem Kind Zeit zum Schlucken zu geben. Als Unterstützung kann der Kieferkontrollgriff eingesetzt werden. Der
Daumen wird auf das Kinn gelegt, der Zeigefinger befindet sich auf der Wange, und
der Mittelfinger kann am Mundboden einen leichten Druck nach oben hinten geben,
um den Schluckreflex auszulösen (**Abb. 11.18**).

Stimulation der Zahnleisten Bei den unteren Zahnleisten beginnend, stimuliert man
mit dem Finger, mit sanft kreisenden Bewegungen, außen an den Zahnleisten entlang
von vorne nach hinten und wieder zurück zur Mitte. Die Übung abwechselnd auf
der rechten und linken Seite durchführen, anschließend den Finger aus dem Mund
nehmen und dem Kind Zeit zum Schlucken lassen. Noch 2- bis 3-mal unten wiederholen, anschließend die oberen Zahnleisten massieren. Diese Übung kann auch
an der Innenseite der Zahnleisten durchgeführt werden. Wirkung: Verbesserung der
Sensibilität, Anregung des Speichelflusses.

Stimulation der Wangeninnenseite Mit dem Finger wird an der Wangeninnenseite
vom Mundwinkel nach hinten und wieder nach vorne gestrichen. Die Übung auf
beiden Seiten wiederholen; anschließend den Finger aus dem Mund nehmen, und
das Kind schlucken lassen. Wirkung: Stimulation der Wangenmuskulatur und des
Mundschlusses

Buccinatormechanismus Der Zeigefinger wird so weit hinten wie möglich im Mund
zwischen Zahnleisten und Wange gelegt. Der Daumen befindet sich außen an der
Wange. Der M. buccinator wird mit Daumen und Zeigefinger leicht zusammenge-
drückt. Mit vibrierenden Bewegungen streicht man Richtung Mundwinkel und dehnt
dabei den M. buccinator. Nach dem Seitenwechsel nimmt man den Finger aus dem

Mund und gibt dem Kind die Möglichkeit zu schlucken (falls nötig mit Unterstützung am Mundboden). Wirkung: Aktivierung der Wangen und des M. orbicularis oris.

Stimulation der Zungenränder Der Finger wird am lateralen Rand der Zunge auf Höhe der Molaren platziert und am Seitenrand der Zunge nach vorne geführt. Dabei wird auf die Zunge ein Druck zur Seite ausgeübt. An der Zungenspitze angekommen, kann man mit dem Finger entlang der Wangeninnenseite wieder zurückstreichen. Anschließend erfolgt der Seitenwechsel. Wirkung: Verbesserung der Zungenbeweglichkeit und der Zungenmuskulatur.

Stimulation des Gaumens Von der Papilla incisiva ausgehend, wird bis zur Mitte des harten Gaumens vibriert und in der Mitte des Gaumens für 2 bis 3 Sekunden Druck ausgeübt. Um die Übung zu verstärken, kann man nach dem Gaumendruck noch einen Druck auf die Zungenmitte ausüben. Den Finger aus dem Mund nehmen und den Mundschluss durch den Kieferkontrollgriff fazilitieren. Wirkung: Die Zunge des Kindes hebt sich zum Gaumen; Vorbereitung für das Saugen, Rückverlagerung des Würgreflexes, Verbesserung der Sensorik des Gaumens.

Stimulation der Zunge Von der Zungenmitte aus mit Druck und Vibration nach vorne streichen. Den Finger aus dem Mund nehmen und das Schlucken durch Kieferkontrollgriff und Druck auf den Mundboden fazilitieren. Bei dieser Stimulation von hinten nach vorne reagiert die Zunge mit einer Retraktion. Diese Übung ist vor allem bei einer protrahierten Zungenlage sinnvoll. Ist die Zunge in Ruhe zu weit retrahiert, macht man die Übung umgekehrt, also von der Zungenspitze aus Richtung Zungenmitte. Wirkung: Verbesserung der Zungenbeweglichkeit und der Zungenlage, Anbahnen des Saugmusters.

Thermale Stimulation der Gaumenbögen Bei paretischen Ausfällen (z. B. Glossopharyngeusparese) ist bei manchen Kindern eine Stimulation der Gaumenbögen mit Eiswattestäbchen indiziert. Allerdings tolerieren nur wenige Babys den Kältereiz. Bei dieser Stimulation eignet sich ein großes Wattestäbchen, das zuvor in Wasser getaucht und eingefroren wird. Die Gaumenbögen werden beidseits 3- bis 4-mal mit dem Eiswattestäbchen bestrichen. Wirkung: kurzfristige Verbesserung der Schluckreflextriggerung.

Literatur

Adolph K, Vereijken B, Denny M (1998) Learning to crawl. Child Dev 69(5):1299–1312 (PubMed: 9839417)

Bernbaum et al (1983) Nonnutritive sucking during gavage feeding enhances growth and maturation in premature infants. Pediatrics 71(1):41–45

Bingham P, Abassi S, Sivieri E (2003) A pilot study of milk odor effect on nonnutritive sucking by premature newborns. Arch Pediatr Adolesc Med 157(1):72–75

Castillo-Morales R (1998) Die Orofaziale Regulationstherapie, 2. Aufl. Pflaum, München

Field et al (1982) Nonnutritive sucking during tube feedings. Pediatrics 70(3):381–384

Fucile S, Gisel E, Lau C (2002) Oral stimulation accelerates the transition from tube to oral feeding in preterm infants. Journal Pediatr 141(5):743 (PMID:12183719)

Fucile S, Gisel E, Lau C (2005) Effect of an oral stimulation program on sucking skill maturation of preterm infants. DMCN 47:158–162

Palmer M (1993) Identification and management of the transitional suck pattern in premature infants. J Perinat Neonatal Nurs 7(1):66–75 (PMID:8336292)

Pickler R et al (1996) Effects of nonnutritive sucking on behavioral organization and feeding performance in preterm infants. Nursing Research 45(3):132–135

Pinelli J, Symington A (2000) Non-nutritive sucking for promoting physiologic stability and nutrition in preterm infants. Cochrane Database Syst Rev 2:CD001071

Porz F (2003) Ernährung von Frühgeborenen unter den Aspekten der entwicklungsfördernden Pflege (Vortrag Augsburg)

Rochat P, Goubet N, Bhavesh L (1997) Enhanced sucking engagement by preterm infants during intermittent gavage feedings. Dev Behav Pediatr 18(1):22–26

Stern D (2006) Die Mutterschaftskonstellation. Klett-Cotta, Stuttgart

Wilken M (2007) Die Fütteraversionsskala – Entwicklung und Evaluation eines Verfahrens zur Diagnostik von frühkindlichen Fütterstörungen bei Frühgeborenen. Dissertation, Universität Osnabrück

Therapeutisches Füttern

Daniela Biber

D. Biber, *Frühkindliche Dysphagien und Trinkschwächen*,
DOI 10.1007/978-3-642-44982-6_12, © Springer-Verlag Berlin Heidelberg 2014

■ **Tab. 12.1** Kriterien für bzw. gegen einen ersten Trinkversuch bei Frühgeborenen

Erster Trinkversuch möglich	Noch kein Trinkversuch möglich
Ist ausreichend wach	Kann nicht über einen gewissen Zeitraum wach bleiben
Gewisse körperliche Stabilität	Braucht viel Sauerstoff, körperlich instabil
Würg-, Husten- und Schluckreflex vorhanden	Kein Würg-, Husten- oder Schluckreflex vorhanden
Such- und Saugreflex (zumindest schwach) vorhanden	Kein Such- und Saugreflex vorhanden
Nonnutritives Saugen möglich	Kein nonnutritives Saugen möglich
Kann Speichel schlucken	Schluckt Speichel nicht, Verdacht auf Aspiration
Ausreichender orofazialer Tonus	Toleriert keine oralen Reize
Zungen- und Lippenbewegungen bei oraler Stimulation	Keine oder pathologische Zungen- und Lippenbewegungen
Bei Frühgeburten: Gestationsalter mindestens 30. SSW	Frühgeburten unter 30. SSW
Gewisses Interesse an Nahrung	Kein Interesse an Nahrung

12.1 Voraussetzungen für das erste Trinken

Ab wann ein enteral ernährter Säugling zum ersten Mal gefüttert werden kann, hängt von verschiedenen Faktoren ab (■ Tab. 12.1) und ist bei jedem Kind individuell zu beurteilen. Das wichtigste Kriterium ist der Allgemeinzustand des Babys. Ein gewisses Maß an Wachheit und körperlicher Stabilität ist Voraussetzung für einen erfolgreichen Trinkversuch. Der Würg-, Husten- und Schluckreflex muss vorhanden sein, da sonst die Aspirationsgefahr zu hoch ist. Kinder, die Probleme haben, den Speichel zu schlucken, und deswegen oft abgesaugt werden müssen, dürfen keinesfalls gefüttert werden. Für das Trinken muss das nonnutritive Saugen noch nicht ausgereift, aber rhythmisch auslösbar sein, da der Saug- und der Schluckreflex in den ersten Lebensmonaten eng verbunden sind.

Ein hoher Bedarf an Sauerstoff kann ein Kriterium sein, sich gegen einen Trinkversuch zu entscheiden. Die Atempause während und nach dem Schlucken (Schluckapnoe) kann bei diesen Kindern große Stressreaktionen hervorrufen. Bei frühgeborenen Kindern ist das Gestationsalter für einen ersten Trinkversuch ausschlaggebend. Das Saugmuster reift mit zunehmendem Alter. Von einem Frühgeborenen in der 28. Schwangerschaftswoche ist kein ausgereiftes Trinkmuster zu erwarten. Bei manchen Kindern ist zu beobachten, dass sie, wenn sie hungrig sind, Schmatz- und Suchbewegungen machen und verstärkt am Schnuller nuckeln. Dies ist sicher ein optimaler Zeitpunkt, um mit dem ersten Trinken zu beginnen.

12.2 Das erste Trinken

Kinder, die noch nie oder lange nicht getrunken haben, müssen vorsichtig an das Trinken herangeführt werden. Sind die im vorigen Kapitel erwähnten Kriterien erfüllt, wird mit einem ersten Trinkversuch begonnen. Primäres Ziel ist es, dem Kind Gelegenheit zu geben, das nonnutritive Saugen mit einer geringen Menge an Milch zu koordinieren. Die ersten Erfahrungen mit dem Trinken sollen für das Kind ein positives Erlebnis darstellen und dürfen keine Stressreaktion auslösen. Bei den ersten Trinkversuchen sollten die Herzfrequenz und die Sauerstoffsättigung am Monitor überwacht werden. In der folgenden Übersicht (▶ Kasten) sind die wichtigsten Ziele des ersten Trinkversuchs aufgeführt.

Ziele des ersten Trinkversuchs
- Übung für das Kind
- Geringe Milchmenge in einem kontrollierten Setting
- Die Qualität des Trinkens, nicht die Quantität, steht im Vordergrund
- Positive Erfahrung für das Kind
- Beurteilung der Koordination und des Schluckens

Im Folgenden wird die Vorgehensweise beim ersten Trinkversuch detailliert beschrieben. Zu Beginn wird das Baby sicher gelagert. Das in ◘ Abb. 12.1 dargestellte Kind kann nicht auf den Schoß genommen werden. Das Bettchen wird daher schräg gestellt und das Baby mit Hilfe von Lagerungskissen in eine Flexionshaltung gebracht. Dieses Kind zeigte im Vorfeld eine orofaziale Hypersensibilität. Deswegen wird zu Beginn der orofaziale Bereich mit der Hand des Kindes stimuliert. Eine andere Möglichkeit besteht darin, das Kind mit einer orofazialen Stimulation (▶ Abschn. 11.9 und ▶ Abschn. 11.10) auf das Trinken vorzubereiten.

Bei dem in ◘ Abb. 12.2 dargestellten Kind wird ganz wenig Milch aus der Spritze auf die Lippen getropft. Dadurch werden der Geruchs- und der Geschmackssinn angeregt.

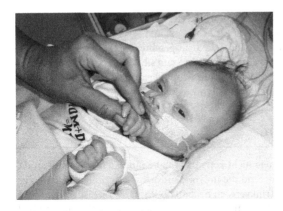

❑ **Abb. 12.1** Vorbereitung auf das erste Trinken

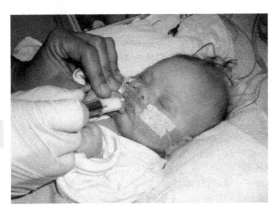

❑ **Abb. 12.2** Anregen des Geruchs- und Geschmackssinns

Wie in ❑ Abb. 12.3 zu sehen, wird zuerst mit einem behandschuhten Finger das Saugen angeregt (siehe auch ▶ Abschn. 11.6). Beginnt das Kind rhythmisch zu saugen, kann man mit der Spritze noch etwas Milch in den Mund geben (Fingerfeeding; ▶ Abschn. 12.4.1). Dabei achtet man auf Kiefer- und Zungenbewegungen sowie auf die Saug-Schluck-Atem-Koordination. Gibt es Anzeichen für körperliche Instabilität, Sauerstoffsättigungsabfälle, beginnt das Baby zu husten oder zeigt deutliche Stressreaktionen, wird der Trinkversuch abgebrochen und wieder zum nonnutritiven Saugen übergegangen.

Zur Kontrolle des Schluckens können die Schluckgeräusche mit dem Stethoskop seitlich am Hals überprüft werden. Kann das Kind das Schlucken einer geringen Milchmenge gut koordinieren, wird ein Sauger mit einem möglichst kleinen Loch mit Milch gefüllt und dem Kind angeboten (❑ Abb. 12.4). Der Vorteil dieser Methode

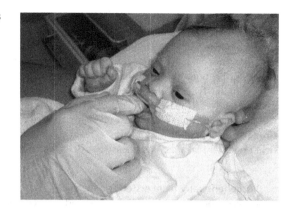

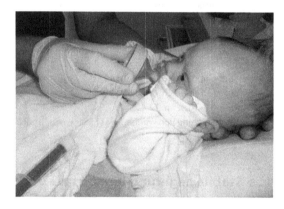

ist, dass durch die geringe Milchmenge die Milch nur sehr langsam fließt und das
Saugen besser beobachtet werden kann.

Mit dem Sauger oder einem Finger wird zuerst versucht, durch Bestreichen der
Wange den Suchreflex auszulösen. Öffnet das Baby den Mund, gibt man den Sauger
in den Mund und wartet auf die Reaktion des Kindes. Das Stimulieren im Mund
mit dem Sauger irritiert das Kind und ist kontraindiziert (McGrath u. Braescu 2004).
Solange das Kind nicht zu saugen beginnt, sollte keine Milch in den Mund fließen. In
◨ Abb. 12.4 ist zu sehen, dass ein kleiner, kurzer „Frühchensauger" verwendet wird,
da dieses Kind einen vorverlagerten Würgreflex hat. Ein zu langer Sauger würde den
Würgreflex auslösen und somit das Saugen unterbinden. Die Art des Saugers muss
für jedes Baby individuell entschieden werden. Die Größe, die Form und das Material
werden an die Bedürfnisse der Kinder angepasst (▶ Kap. 13).

Bei den ersten Trinkversuchen darf das Loch des Saugers nur sehr klein sein. Fließt die Milch zu schnell, kann das Kind die Milchmenge nicht koordiniert schlucken. Die Kinder brauchen oft viele Pausen, um zu schlucken und zu atmen. Fließt die Milch in den Atempausen durch ein großes Saugerloch weiter unkontrolliert in den Mund, kann es zu Koordinationsproblemen oder zu einer Aspiration kommen. Viele Kinder zeigen zu Beginn des Trinkens Probleme bei der Saug-Schluck-Atem-Koordination. In diesem Fall kann es helfen, die Trinkpausen von außen zu regulieren (▶ Abschn. 12.4.2). Durch Unterstützung von Wangen und Kinn werden die Kieferbewegungen und die Größe der Amplitude der Mundöffnung reguliert (▶ Abschn. 12.5). Die folgende Übersicht (▶ Kasten) fasst die Vorgehensweise beim ersten Trinkversuch zusammen.

Vorgehensweise beim ersten Trinkversuch
- Kind monitieren (Sauerstoffsättigung und Herzfrequenz)
- Kind optimal lagern
- Nonnutritives Saugen zur Vorbereitung (▶ Abschn. 11.6)
- Fingerfeeding mit einer geringen Milchmenge (▶ Abschn. 12.4.1)
- Sauger mit einem kleinen Loch verwenden (▶ Kap. 13)
- Trinken nicht forcieren
- Stress für das Kind vermeiden
- Wenn erforderlich, orofaziale Stimulation (▶ Abschn. 11.9, ▶ Abschn. 11.10)
- Pacing (▶ Abschn. 12.4.2)
- Unterstützung von Wangen und Kinn (▶ Abschn. 12.5)

12.3 Stabile Lagerung beim Trinken

Eine stabile Lagerung ermöglicht dem Baby, sich ganz auf das Trinken zu konzentrieren. Die körperliche Stabilität ist eine der wichtigsten Voraussetzungen für ein richtiges und koordiniertes Schlucken. Bei der richtigen Positionierung für das Trinken muss auf ein ausgewogenes Verhältnis zwischen Beuge- und Streckmuskeln geachtet werden (Wolf u. Glass 1992). Schulter und Hüfte sind symmetrisch nach vorne gerichtet, der Kopf in leichter Flexions- oder Neutralstellung. Die Hände sind immer nahe am Gesicht positioniert. Wird beim Trinken nur der Kopf des Kindes gehalten, so begünstigt diese Haltung die Extension der Schultern und der Hüfte. Die Folge ist eine instabile Haltung des Kindes, die sich negativ auf das Trinkverhalten auswirkt.

Bei manchen Kindern reicht eine Veränderung der Körperhaltung, um das Trinken zu verbessern. Das Kind kann im Bett, auf den erhöhten Oberschenkeln oder am Arm gefüttert werden (▶ Abschn. 9.2.2). Bei Koordinationsproblemen eignet sich die erhöhte Seitenlagerung (▶ Abschn. 12.4.3).

☐ Abb. 12.5 Stabile Lagerung beim Trinken

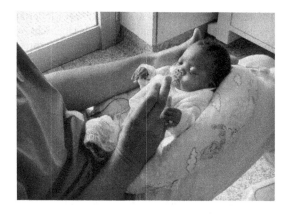

Welche Position für das Kind die optimalste Ausgangslage für ein effizientes Trinken darstellt, muss individuell entschieden werden. Bei der therapeutischen Intervention ist allerdings die Lagerung auf den Oberschenkeln (☐ Abb. 12.5) am besten geeignet, da der Therapeut eine Hand für mögliche Interventionen frei hat und so das Kind besser beobachten kann.

12.4 Therapie bei Problemen der Saug-Schluck-Atem-Koordination

Probleme im Bereich der Koordination treten vor allem bei Frühgeborenen und bei Kindern mit Atemproblemen auf. Palmer beschreibt diese Problematik bei Frühgeborenen als „Übergangs-Saugmuster", welches durch kurze Saugphasen und ein arrhythmisches Atemmuster in den Pausen charakterisiert ist (Palmer 1993).

Frühgeborene können häufig ab der 32. Schwangerschaftswoche (p.c.) schon gut saugen und zeigen ein reifes Schluckmuster. Probleme werden aber in der Koordination mit der Atmung deutlich. Lange Schluckapnoen, Husten, Inspiration nach dem Schlucken und hektisches Nach-Luft-Schnappen sind oft zu beobachten. Begleitet wird diese Problematik von Bradykardien und Sauerstoffsättigungsabfällen, die für das Kind bedrohlich sind, es ermüden und eine rasche Beendigung der Mahlzeit erfordern. Wiederholen sich diese Vorfälle, wird das Kind rasch die Lust am Trinken verlieren und jede orale Ernährung vermeiden. Bei Koordinationsproblemen ist in jedem Fall ein Sauger mit einem sehr kleinen Loch zu verwenden. Je schneller der Milchfluss, umso schwieriger ist es für das Kind, koordiniert zu trinken.

Das vorrangige Ziel des Fütterns ist es, dem Kind die Möglichkeit zu geben, positive Erfahrungen mit dem Trinken zu machen und ein effizientes Trinkmuster zu üben.

Die Menge der getrunkenen Milch darf bei Kindern mit Trinkproblemen anfangs nie im Vordergrund stehen. Die folgende Übersicht zeigt eine Auflistung möglicher therapeutischer Interventionen bei Koordinationsproblemen. Die einzelnen Punkte werden in den nachfolgenden Kapiteln genauer erläutert.

Therapiemöglichkeiten bei Problemen der Saug-Schluck-Atem-Koordination
- Optimale Lagerung des Kindes
- Verwendung eines Saugers mit einer kleinen Öffnung
- Fingerfeeding (▶ Abschn. 12.4.1)
- Pacing (▶ Abschn. 12.4.2)
- Erhöhte Seitenlagerung (▶ Abschn. 12.4.3)
- Eindicken der Nahrung (▶ Abschn. 12.4.4)
- Stillen (▶ Abschn. 12.4.5)

12.4.1 Fingerfeeding

Bei sehr schweren Koordinationsstörungen ist es notwendig, das Trinken mit kontrollierten, kleinen Milchmengen zu üben. Beim sog. Fingerfeeding wird zuerst mit einem Finger im Mund des Säuglings das Saugen angeregt (▶ Abschn. 11.8). Beginnt das Kind zu saugen, wird mit Hilfe eines speziellen Aufsatzes, der auf eine Spritze gesteckt wird (FingerFeeder®; ◘ Abb. 12.6), etwas Milch in den Mund des Säuglings getropft (◘ Abb. 12.7). Daraufhin wartet man, bis das Kind schluckt und atmet, um danach wieder Milch in den Mund zu geben. Statt eines FingerFeeders kann auch der Schlauch einer dünnen Ernährungssonde an einer Spritze befestigt werden.

12.4.2 Pacing

Der Begriff „Pacing" bedeutet das Regulieren des Trinkablaufs durch den Fütternden. Kinder mit Koordinationsschwierigkeiten brauchen beim Trinken eine adäquate Pause, um sich respiratorisch zu erholen. Die Kinder sind selbst oft nicht in der Lage, Saugepisoden so zu unterbrechen, dass sie genügend Zeit für eine Atempause haben. Diese Kinder fallen durch Husten, Sauerstoffsättigungsabfälle und tiefe Bradykardien beim Trinken auf. Manche Säuglinge zeigen eine sehr lange Saugphase und füllen den gesamten Mundraum mit zu viel Milch. Noch bevor sie eine große Milchmenge schlucken können, fällt die Sauerstoffsättigung, und sie versuchen zu atmen, bevor die gesamte Milch geschluckt wurde. Andere Kinder können die Pausen zwar machen,

■ **Abb. 12.6** FingerFeeder®: Der Aufsatz wird auf eine Spritze aufgesteckt. (Mit freundlicher Genehmigung der Fa. Medela AG, Switzerland)

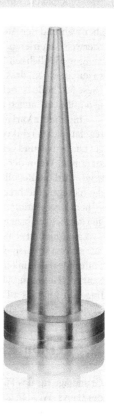

■ **Abb. 12.7** Finger-feeding. (Mit freund-licher Genehmigung der Fa. Medela AG, Switzerland)

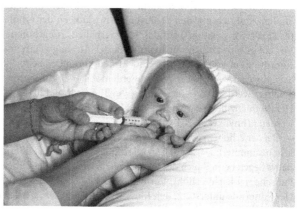

aber während der Atempause läuft weiter Milch aus dem Sauger, die sie dann möglicherweise aspirieren. Es gibt 2 Möglichkeiten, das Trinken zu regulieren:

Eine Möglichkeit besteht darin, den Sauger im Mund zu belassen, aber das Baby so aufzurichten, dass keine weitere Milch aus dem Sauger laufen kann (◘ Abb. 12.8). Diese Methode ist bei Kindern sinnvoll, die Schwierigkeiten haben, jedes Mal wieder neu mit dem Saugen zu beginnen oder leicht irritabel sind.

Eine andere Variante des Pacings wird angewandt, wenn das Kind gar keine Selbstregulation des Trinkvorganges zeigt. Hier wird nach 2- bis 4-maligem Saugen der Sauger aus dem Mund gezogen und dem Kind die Möglichkeit gegeben, zu schlucken und zu atmen. Wenn der Säugling ein rhythmisches, reiferes Saug-Schluck-Atem-Muster zeigt, wird die Regulierung nach und nach reduziert. Der Nachteil dieser Technik ist das häufige Unterbrechen mit darauffolgendem Neustart des Saugens, was das Baby in seiner Organisation der Saugepisoden negativ beeinflussen kann. Die Unterbrechungen können auch zu einer vorzeitigen Ermüdung führen (Sheppard u. Fletcher 2007).

Law-Morstatt et al. belegten in einer Studie, dass vor allem Frühgeborene mit respiratorischen Problemen von der Technik des Pacings profitieren. Kinder, bei denen der Fütternde das Trinken durch Unterbrechungen regulierte, zeigten wesentlich weniger Sauerstoffsättigungsabfälle und Bradykardien als Kinder der Kontrollgruppe. Säuglinge, die mit dieser Füttertechnik ernährt wurden, erlernten auch schneller effiziente Trinkmuster (Law-Morstatt et al. 2003).

12.4.3 Erhöhte Seitenlage beim Füttern

Grundlage für das Füttern in der erhöhten Seitenlage ist die natürliche Trinkhaltung des Babys. Werden gesunde Babys gestillt, so trinken sie in Seitenlage. Das Füttern in erhöhter Seitenlage etabliert sich gerade bei Kindern mit Koordinationsproblemen, vor allem bei Frühgeborenen, immer mehr. In den USA gibt es mittlerweile viele Studien, die sich mit den positiven Auswirkungen der erhöhten Seitenlage ("elevated side-lying position") auf das Trinkverhalten frühgeborener Kinder beschäftigen. Vor allem hinsichtlich der Regulation der Atmung während des Trinkens und der Koordination von Schlucken und Atmen kommt es beim Füttern in der erhöhten Seitenlage zu Verbesserungen. Außerdem zeigen Frühgeborene, die in dieser Position gefüttert werden, laut einer Studie von Thoyre et al. (2014) weit weniger Abfälle der Herzfrequenz beim Trinken als Kinder, die in der herkömmlichen Position gefüttert werden (Thoyre et al. 2014).

Bei der erhöhten Seitenlage beim Füttern wird das Baby seitlich auf den Oberschenkeln positioniert. Das Kind liegt im rechten Winkel zum Fütternden, d. h., die Füße des Babys liegen beim Bauch des Erwachsenen. Die Beine des Fütternden sind durch einen Fußschemel leicht erhöht. Ein Lagerungskissen stabilisiert die Haltung des Kindes. Der Fütternde unterstützt den Rücken des Säuglings zusätzlich mit seinem Unterarm

Abb. 12.8 Pacing: Das Kind wird so aufgerichtet, dass die Milch nicht mehr aus dem Sauger in den Mund fließen kann

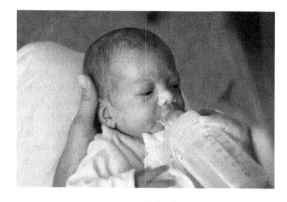

und reguliert mit der Hand die Kopfhaltung des Kindes. Dabei darf kein Druck auf den Hinterkopf des Kindes ausgeübt werden, da sonst das Baby reflektorisch mit einer Extension des Kopfes reagiert. Der Kopf des Kindes befindet sich in Neutralstellung. Zusätzlich kann das Kind zur Stabilisierung in eine Decke gewickelt werden. Hier ist zu beachten, dass die Arme des Kindes nach oben gewickelt werden und die Hände frei bleiben müssen.

Die erhöhte Seitenlage hat viele Vorteile. Zum einen ist es die natürliche Trinkposition des Kindes, zum anderen verhindert die seitliche, waagrechte Position der Flasche ein zu schnelles Fließen der Milch. Das Kind hat auch mehr Zeit, sich auf das Schlucken einzustellen, da der Milchbolus seitlich über die Wangentaschen fließt und nicht direkt in den Pharynx. Beim Verschlucken ist zudem die Aspirationsgefahr geringer als bei der traditionellen Trinkhaltung, bei der das Kind auf dem Rücken liegt.

Clark et al. (2007) untersuchten, ob beim Trinkverhalten von Frühgeborenen ein Unterschied zwischen traditioneller Haltung und Seitenlagerung besteht. Dabei stellten sie eine Verbesserung der physiologischen Parameter (Sauerstoffsättigung und Herzfrequenz) beim Füttern in Seitenlage fest (Clark et al. 2007). Nicht nur Frühgeborene profitieren von dieser Fütterposition. Auch bei neurologisch auffälligen Säuglingen mit Störungen der Saug-Schluck-Atem-Koordination und bei Kindern mit retrahierter Zungenlage (z. B. bei Pierre-Robin-Sequenz mit mandibulärer Retrognathie und rückverlagerter Zunge) hat sich diese Füttertechnik bewährt.

12.4.4 Eindicken der Nahrung

Beim Trinken aus der Flasche läuft auch in den Atempausen des Kindes weiter Milch aus dem Sauger. So hat das Baby nicht die Möglichkeit, sich in den Atempausen respiratorisch zu erholen, weil es die nachfließende Milch schlucken muss. Eine Möglichkeit ist, die Milch so einzudicken, dass in den Atempausen nichts aus dem Sauger läuft. Das Kind hat Zeit für eine adäquate Pause, bevor es wieder zu saugen beginnt. Auch bei Kindern mit später Schluckreflextriggerung ist eine eingedickte Nahrung vorzuziehen. Die Milch läuft langsamer in den pharyngealen Bereich, und der Schluck kann besser getriggert werden. Bei Kindern mit neuromuskulären Erkrankungen ist das Eindicken der Nahrung kontraindiziert (▶ Abschn. 12.6).

Im 1. Lebensjahr wird die Milch mit Nestargel* oder Reismehl eingedickt, wobei Reismehl zum Eindicken der Muttermilch nicht geeignet ist. Nestargel* ist ein pflanzliches Bindemittel für Säuglinge auf Basis des natürlichen Quellstoffes Johannisbrotkernmehl. Der Nachteil des Eindickens ist, dass das Kind kräftiger saugen muss und schneller ermüdet. Dadurch kann die Trinkmenge geringer ausfallen.

12.4.5 Stillen bei Koordinationsproblemen

Kinder, die beim Trinken aus der Flasche Probleme im Bereich der Koordination zeigen, sind beim Trinken aus der Brust meist wesentlich stabiler. Sie zeigen eine bessere Koordination und haben weniger oft Sauerstoffsättigungs-und Herzfrequenzschwankungen. Der Milchfluss der Brust passt sich, im Gegensatz zum Trinken aus der Flasche, dem Saugverhalten des Babys an. Die getrunkene Menge ist bei trinkschwachen Kindern an der Brust aber meist geringer. Aus diesem Grund wird in vielen Kliniken das Füttern mit der Flasche vorgezogen. Zu bedenken ist allerdings, dass Babys ein korrektes Saugmuster am ehesten an der Mutterbrust erlernen. Auch wenn die anfänglichen Mengen gering sind, so wird beim gestillten Säugling, der die richtige „Technik" von Grund auf erlernt hat, die weitere Entwicklung der orofazialen Funktionen positiver verlaufen. Beim Stillen wird auch eine intensive Mutter-Kind-Bindung gefördert.

12.5 Unterstützung von Kiefer, Wangen und Mundboden beim Trinken

Ein effizientes Saugmuster ist die Voraussetzung für ein erfolgreiches Trinken. Das Saugen besteht aus 2 Komponenten: Kompression (die Zunge drückt den Sauger gegen den harten Gaumen und bewegt sich peristaltisch nach hinten) und dem Erzeugen eines negativen Drucks (Zunge und Unterkiefer bewegen sich bei geschlossenem Mund nach unten). Für beide Saugkomponenten gilt, dass in den ersten Lebensmonaten die Bewegungen der Zunge und die Bewegungen des Kiefers eine Einheit bilden. Der Kiefer bildet die Basis für kontrollierte Zungenbewegungen.

Kinder mit einer unreifen oder neurologisch auffälligen oral-motorischen Kontrolle zeigen arrhythmische, instabile oder asymmetrische Kieferbewegungen. Wird der Kiefer bei den Saugbewegungen zu weit geöffnet, verlieren die Zunge und der Mund

☐ Abb. 12.9 Stabilisierung
von Wangen und Mundboden

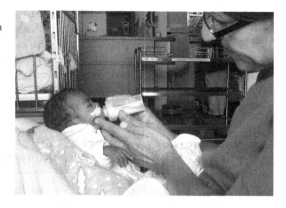

den Kontakt zum Sauger, und es kann kein effizienter Sog aufgebaut werden. Ist die Kieferamplitude zu gering, hat die Zunge keinen Platz, sich zu bewegen.

Die Kiefer-, Wangen- und Mundbodenkontrolle stabilisiert den Unterkiefer, führt zu koordinierten Zungenbewegungen und zu einer besseren Füttereffizienz. Durch die bessere Saugaktivität wird die Milchmenge pro Schluck gesteigert und die Fütterzeit verkürzt (Yea-Shwu 2010). Die Unterstützung von Kiefer und Mundboden hilft Kindern mit auffälligen Kieferbewegungen. Bei Frühgeborenen, die auf Grund fehlender Saugpölster die notwendige Kieferstabilität nicht aufbauen können, trägt eine Unterstützung der Wangen zu einem effizienteren Trinken bei. Auch Kindern mit unvollständigem Mundschluss und übermäßigem Herauslaufen der Milch aus dem Mund (Drooling) hilft eine Unterstützung der Wangen.

Es gibt allerdings auch Kinder, die einen zu schnellen Milchfluss so regulieren, dass sie die Milch wieder aus dem Mund herauslaufen lassen. Fazilitiert man dann einen besseren Mundschluss, kann es leicht zum Verschlucken und Husten kommen. In diesem Fall ist ein Sauger mit einem kleineren Loch zu verwenden.

In ☐ Abb. 12.9 ist eine mögliche Technik für die Stabilisierung von Kiefer, Wangen und Mundboden dargestellt: Die rechte Hand hält die Flasche mit Daumen und Zeigefinger. Der Mittel- oder Ringfinger unterstützt mit leichtem Druck und Zug die linke Wange des Babys. Der Zeigefinger der linken Hand liegt an der rechten Wange des Kindes, und der Mittelfinger der linken Hand unterstützt den Mundboden.

Das in ☐ Abb. 12.10 dargestellte Frühgeborene fiel beim Trinken durch unrhythmische und schwache Kieferbewegungen und schlechten Mundschluss beim Trinken auf. Eine Unterstützung von Wangen und Mundboden ermöglicht ein effizienteres Saugmuster. Der Ringfinger liegt am Mundboden und unterstützt den Rhythmus der Kieferbewegung. Der Mittelfinger und der Daumen ziehen die Wangen leicht nach vorne und verbessern so den Mundschluss.

Das in ◪ Abb. 12.11 dargestellte Baby hat Probleme beim Mundschluss. Durch den mangelhaften Mundschluss kann der Säugling zu wenig intraoralen Unterdruck aufbauen. Er nuckelt an der Flasche, ohne viel Milch aus der Flasche zu saugen.

Bei dem in ◪ Abb. 12.12 dargestellten Kind werden mit Daumen und Zeigefinger die Wangen mit schwachem Druck etwas nach vorne gezogen. Dadurch entsteht ein besserer Mundschluss, und das Kind kann einen effizienten Unterdruck beim Saugen aufbauen.

12.6 Nahrungskonsistenz bei Kindern mit neuromuskulären Erkrankungen

Die niederländische Logopädin Lenie van den Engel-Hoek führte im Rahmen ihrer Masterarbeit eine Studie zu den unterschiedlichen Schluckmustern bei Kindern mit zentralen und neuromuskulären Schädigungen durch (van den Engel-Hoek 2013). Bei Dysphagien auf Grund zentraler Schädigungen sind vor allem die Regulation des Muskeltonus, die Schluckreflextriggerung und die Koordination des Schluckes betroffen. Es kommt je nach Ausprägung der Störung zu einer verzögerten Schluckreflextriggerung, zu nasopharyngealem Reflux und zu Aspiration, besonders bei Flüssigkeiten.

Bei Kindern mit neuromuskulären Schädigungen (z. B. Myasthenie, Myopathie, Muskeldystrophie wie Duchenne-Muskeldystrophie) ist häufig eine reife Koordination und zeitgerechte Schluckreflextriggerung zu beobachten. Diese Kinder zeigen vielmehr einen verlängerten oralen Bolustransport, einen schwachen Rückstoß des Zungengrundes und eine mangelhafte Kontraktion der pharyngealen Muskulatur. Eine verminderte Anterior-superior-Bewegung des Hyoids führt zu einer verminderten Öffnung des oberen Ösophagussphinkters. Daher kommt es zu Residuen und zu postdeglutitiven laryngealen Retentionen.

Bedingt durch die Muskelschwäche haben diese Kinder eher Probleme bei dickeren Nahrungskonsistenzen und bei fester Nahrung. Je dicker die Nahrungskonsistenz ist, desto mehr Muskelkraft wird für den Schluck benötigt. Die Schluckreflextriggerung und die Saug-Schluck-Atem-Koordination sind bei Kindern mit Muskelerkrankungen nur selten betroffen, deswegen können sie Flüssigkeiten leichter schlucken. In der Therapie von Kindern mit neuromuskulär bedingten Dysphagien ist daher zu beachten, dass ein Eindicken der Nahrung die Symptomatik verschlechtert (van den Engel-Hoek 2013).

Abb. 12.10 Frühgeborenes, bei dem Wangen und Mundboden unterstützt werden

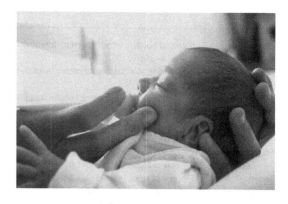

Abb. 12.11 Kind mit mangelhaftem Mundschluss

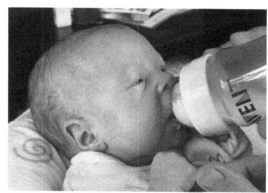

Abb. 12.12 Die Wangen des Kindes werden unterstützt, um einen besseren Mundschluss zu erzielen

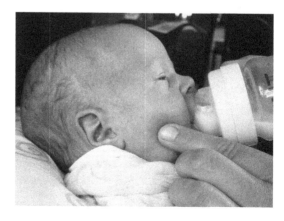

Literatur

Clark L et al (2007) Improving bottle feeding in preterm infants: Investigating the elevated side-lying position. Infant 3(4):354–358

Law-Morstatt et al (2003) Pacing as a treatment technique for transitional sucking patterns. J Perinat 23:483–488

McGrath J, Braescu A (2004) State of the science: Feeding readiness in the preterm infant. J Perinat Neonatal Nurs 18(4):353–370

Palmer M (1993) Identification and management of the transitional suck pattern in premature infants. J Perinat Neonatal Nurs 7(1):66–75 (PMID:8336292)

Sheppard J, Fletcher K (2007) Evidence-based interventions for breast and bottle feeding in the neonatal intensive care unit. Semin Speech Lang 28(3):204–212

Thoyre et al (2014) Efficacy of semielevated side-lying positioning during bottle-feeding of very preterm infants. J Perinat Neonat Nurs 28(1):69–79

van den Engel-Hoek L (2013) Dysphagia in children with neuromuscular disorders. Thesis, Radbound University, Netherlands

Wolf L, Glass R (1992) Feeding and swallowing disorders in infancy: Assessment and management. Therapy Skill Builders, San Antonio, TX

Yea-Shwu H et al (2010) Effectness of cheek and jaw support to improve feeding performance of preterm infants. AJOT 64:886–894. doi:10.5014/ajot.2010.09031

Schnuller und Sauger

Daniela Biber

D. Biber, *Frühkindliche Dysphagien und Trinkschwächen*,
DOI 10.1007/978-3-642-44982-6_13, © Springer-Verlag Berlin Heidelberg 2014

Unzählige Sauger- und Schnullermodelle stehen im Handel zur Auswahl; es gibt jedoch keinen „perfekten" Schnuller oder Sauger und kein Modell, das für jedes Kind gleichermaßen passend ist. Die Auswahl des jeweiligen Saugers oder Schnullers muss individuell an die Bedürfnisse des Kindes und seine orofaziale Situation angepasst werden. In diesem Kapitel werden einige Kriterien besprochen, die für die Auswahl eines geeigneten Schnullers oder Saugers ausschlaggebend sind.

13.1 Schnuller

In der logopädischen Therapie wird der Schnuller hauptsächlich zum Erlernen und zum Training des Saugens verwendet. Wichtig ist der Einsatz eines Schnullers bei Kindern, die noch nicht trinken können oder dürfen, um eine orale Deprivation zu vermeiden oder um den Zusammenhang zwischen Saugaktivität und Sättigung während des Sondierens zu erlernen.

Der therapeutische Einsatz von Schnullern ist durchaus wünschenswert. Auch die Verwendung des Schnullers, um in den ersten Lebensmonaten das natürliche Saugbedürfnis zu befriedigen, ist vor allem bei Kindern, die stationär aufgenommen sind, zu befürworten. Allerdings ist zu bedenken, dass das langfristige, habituelle Lutschen am Schnuller einen negativen Einfluss auf die Zahn- und Kieferentwicklung hat.

In der Therapie – zum Anbahnen des Saugens – werden meist „brustähnliche" Schnuller (◼ Abb. 13.1) eingesetzt. Der Vorteil dieser Schnuller besteht darin, dass der Saugteil des Schnullers eine Öffnung nach außen aufweist, wodurch zusätzlich mit dem Finger eine Stimulation der Zunge ermöglicht wird. Der Nachteil ist die zu große Kiefer- und Lippenauflage, die bei längerem Gebrauch zu Kieferverformungen und zu unphysiologischen Zungen- und Schluckbewegungen führt.

Bei längerfristigem Gebrauch soll der Schnuller das orofaziale Gleichgewicht möglichst wenig stören. Dabei sind folgende Kriterien zu beachten: Der Schnuller muss im Bereich der Lippen und des Kiefers möglichst schmal sein. Dies gewährleistet einen guten Mundschluss und verformt den Kiefer nicht. Der Unterschied zwischen einem Schnuller mit schmaler und einem mit breiter Lippenauflage ist in ◼ Abb. 13.2 und ◼ Abb. 13.3 zu sehen.

Die ◼ Abb. 13.4 (NUK®-Frühgeborenenschnuller) und ◼ Abb. 13.5 (MAM®-Frühgeborenenschnuller „Preemie") zeigen besonders kleine und weiche Schnuller, die für Kinder mit einem Gewicht unter 1200 g geeignet sind. In ◼ Abb. 13.6 ist der NUK®-Schnuller „Genius" zu sehen. Er zeichnet sich durch eine schmale Lippenauflage aus. Ein weiteres Kriterium ist die Form des Saugteils. Je kleiner, flacher und biegsamer das Saugteil, desto weniger Platz nimmt es im Mundraum ein. Damit bleibt die Zunge beweglich und wird nicht nach unten gedrückt.

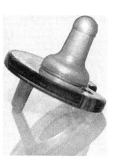

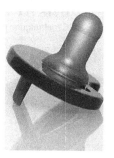

❏ **Abb. 13.1** AVENT®-Klinik-Einwegschnuller „Soothie" für Frühgeborene. (Mit freundlicher Genehmigung der Fa. Philips GmbH)

❏ **Abb. 13.2** AVENT®-Klinik-Einwegschnuller „Soothie" – Schnuller mit breiter Lippenauflage. (Mit freundlicher Genehmigung der Fa. Philips GmbH)

❏ **Abb. 13.3** MAM®-Schnuller „Perfect" mit schmaler Lippenauflage. (Mit freundlicher Genehmigung der Fa. MAM Babyartikel GmbH)

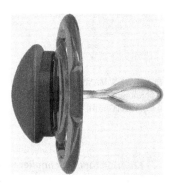

Das Gewicht des Schnullers spielt auch eine große Rolle. Ist der Schnuller zu schwer, überfordert er die Lippen- und Zungenmuskulatur. Auch eine Kette zum Befestigen des Schnullers kann das Gewicht erhöhen (Furtenbach 2011).

Der Schnuller soll nicht über das 1. Lebensjahr hinaus verwendet werden. Sobald das Kind zu kauen beginnt, tritt das natürliche Saugbedürfnis in den Hintergrund. Wird der Schnuller über einen längeren Zeitraum verwendet, ist das Schnullern kein natürliches Bedürfnis mehr, sondern eine Lutschgewohnheit, die oft nur sehr schwer wieder abzugewöhnen ist (Furtenbach 2011). Die folgende Übersicht (▶ Kasten) fasst noch einmal die Kriterien für eine Schnullerauswahl zusammen.

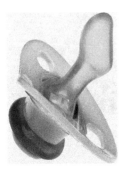

◧ **Abb. 13.4** NUK®-Frühgeborenenschnuller. (Mit freundlicher Genehmigung der Fa. MAPA GmbH)

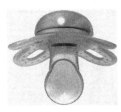

◧ **Abb. 13.5** MAM®-Schnuller „Preemie". (Mit freundlicher Genehmigung der Fa. MAM Babyartikel GmbH)

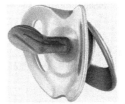

◧ **Abb. 13.6** NUK®-Schnuller „Genius". (Mit freundlicher Genehmigung der Fa. MAPA GmbH)

Kriterien für die Schnullerauswahl
- Schmale Lippen- und Kieferauflage
- Kleines, weiches und flaches Saugteil
- Leichtes Schnullerschild

13.2 **Sauger und Flaschen**

Der verwendete Sauger kann die Saugfähigkeit des Säuglings stark beeinflussen. Sowohl die Größe und Form als auch die Lochgröße des Saugers und somit die Durchflussgeschwindigkeit der Flüssigkeit nimmt Einfluss auf die Saugbewegungen und Saugstärke des Kindes. Saugmuster können durch die Wahl eines geeigneten Saugers positiv beeinflusst werden.

13.2.1 **Saugerform**

Nach der Form des Saugers unterscheidet man: Brustsauger, z. B. von Chicco® und AVENT® (◨ Abb. 13.7), Sauger mit NUK®-Form (◨ Abb. 13.8) und abgeflachte Sauger, z. B. die Sauger von MAM® (◨ Abb. 13.9). In der Klinik werden auch Spezialsauger für Frühgeborene (◨ Abb. 13.10 und ◨ Abb. 13.11) sowie spezielle Sauger für Lippen-Kiefer-Gaumenspalten (z. B. Special-need-Sauger der Fa. Medela AG; ◨ Abb. 13.12) eingesetzt. Erfahrungsgemäß gibt es keine spezielle Saugerform für ein spezielles Krankheitsbild. Die Auswahl des Saugers ist immer individuell dem Kind anzupassen, wobei nicht die getrunkene Menge ausschlaggebend sein darf, sondern ausschließlich die Qualität des Trinkens.

Bei kleinen Frühgeborenen und Kindern mit einem schwachen Saugmuster sollte der Sauger möglichst weich und klein sein. Die Zunge muss den Sauger leicht zusammendrücken können. Das Saugteil darf keinesfalls zu lang sein, damit der Würgreflex nicht ausgelöst wird.

Manche Säuglinge brauchen jedoch einen etwas festeren Sauger, um mit einem stärkeren intraoralen Reiz ein effizientes Saug-Schluck-Muster auslösen zu können. Aber auch hier darf das Saugteil nicht zu lang sein und keinesfalls an die Rachenhinterwand stoßen, da sonst der Bolustransport eingeschränkt ist und die Schluckreflextriggerung nicht rechtzeitig ausgelöst werden kann.

Ein kleiner Sauger ist immer einem größeren Sauger vorzuziehen. Die Einteilung der Saugergrößen nach Alter des Kindes ist mit Skepsis zu betrachten – schließlich wächst auch die Brust nicht dem Alter des Kindes entsprechend mit.

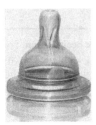

■ **Abb. 13.7** AVENT®-Sauger. (Mit freundlicher Genehmigung der Fa. Philips GmbH)

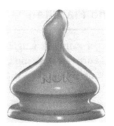

■ **Abb. 13.8** NUK®-Sauger „first choice". (Mit freundlicher Genehmigung der Fa. MAPA GmbH)

■ **Abb. 13.9** MAM®-Sauger. (Mit freundlicher Genehmigung der Fa. MAM Babyartikel GmbH)

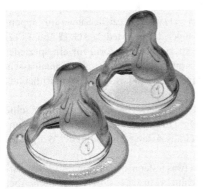

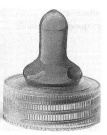

◘ Abb. 13.10 NUK®-Frühgeborenen-Brustsauger. (Mit freundlicher Genehmigung der Fa. MAPA GmbH)

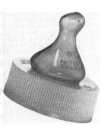

◘ Abb. 13.11 NUK®-Frühgeborenen-Sauger. (Mit freundlicher Genehmigung der Fa. MAPA GmbH)

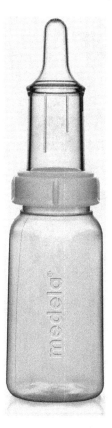

◘ Abb. 13.12 Special-need-Sauger. (Mit freundlicher Genehmigung der Fa. Medela AG, Switzerland)

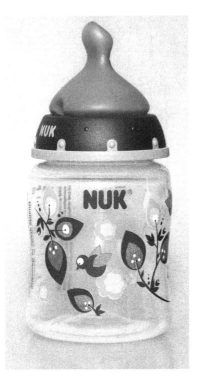

◼ **Abb. 13.13** NUK®-Weithalsflasche. (Mit freundlicher Genehmigung der Fa. MAPA GmbH)

13.2.2 Flaschen

Neben unterschiedlichen Saugerformen gibt es auch Unterschiede in der Breite des Saugers. Weithalsflaschen (◼ Abb. 13.13) haben eine breitere Form und geben damit den Lippen einen besseren Halt als schmale Flaschen (◼ Abb. 13.14). Bei Weithalsflaschen ist die Mundhaltung des Säuglings ähnlich der an der Brust. Die Lippen können nach außen gestülpt werden und finden so besseren Halt am Sauger. Diese Saugerform ist besonders für Kinder mit einem mangelhaften Mundschluss geeignet. Bei einer schmalen Saugerform besteht die Gefahr einer zu großen Mundöffnung; das Kind muss die Lippen stark tonisieren, um ein übermäßiges Drooling zu vermeiden. Ist ein passender Sauger (oder Schnuller) gefunden, sollte jeder Fütternde diesen auch immer verwenden.

◘ **Abb. 13.14** Schmale NUK®-Flasche.
(Mit freundlicher Genehmigung der Fa. MAPA
GmbH)

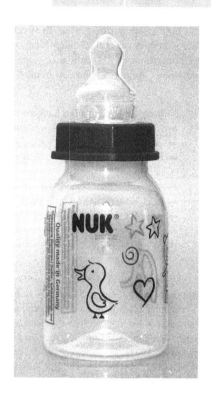

13.2.3 Saugerloch

Die Größe des Saugerlochs hat einen großen Einfluss auf das Trinkverhalten des Babys.
Die vom Hersteller jeweils vorgegebene Lochgröße ist für die entsprechende Konsistenz (Tee oder Milch) ausreichend und sollte nicht verändert werden. Sauger für Brei
sind im Normalfall nicht notwendig, da Brei mit dem Löffel gegessen werden sollte.

Die Größe des Saugerlochs – und damit die Fließgeschwindigkeit der Flüssigkeit –
spielt eine große Rolle beim Trinken. In der Absicht, einem saugschwachen Baby das
Trinken zu erleichtern, wird es häufig mit einem Sauger gefüttert, der einen schnellen
Milchfluss zulässt. Zu große Löcher im Sauger überfordern jedoch den Säugling, da
die Nahrung unkontrolliert schnell aus der Flasche fließt und eine gute Schluck-Atem-
Koordination verhindert. Die große Milchmenge kann nur sehr schwer geschluckt
werden. Meist muss das Kind öfter nachschlucken, um den gesamten Bolus zu bewältigen, was die Zeit der Atemunterbrechungen verlängert. Da in dieser Zeit durch
das große Saugerloch weiter Milch in den Mund fließt, hat das Baby keine Zeit mehr

für eine adäquate Atempause. Es streckt sich durch und versucht, durch Extension des Kopfes der nachfließenden Milch zu entkommen; oder es versucht, durch Zungenprotrusion den Milchfluss zu stoppen. Außerdem fließt die Flüssigkeit durch die zu große Öffnung ungehindert in die Mundhöhle – das Baby trinkt, ohne zu saugen.

Einfluss eines zu großen Saugerlochs auf das Trinkverhalten
- Ein schneller Milchfluss beeinträchtigt die Schluck-Atem-Koordination
- Große Milchmengen sind schwerer zu schlucken
- Abwehrreaktion des Kindes (Zungenprotrusion, Extension des Kopfes, Strecken der Finger)
- Kein Saugen notwendig, keine Übung für die Muskulatur
- Das Kind kann den Milchfluss während der Atempause nicht stoppen
- Je größer der Milchfluss, desto schlechter die Atmung
- Das Trinken kann für das Kind zu einer bedrohlichen Situation werden

O. Mathew (1991) konnte in einer Studie mit Frühgeborenen feststellen, dass bei Kindern, die mit einem Sauger mit hoher Fließgeschwindigkeit gefüttert wurden, im Vergleich zu Kindern, die mit einem Sauger mit einer geringen Fließgeschwindigkeit gefüttert wurden, einerseits die Saugkraft enorm verringert wurde und andererseits mehr Sauerstoffsättigungsabfälle und Koordinationsprobleme beobachtet wurden (Mathew 1991).

Die Fließgeschwindigkeit der Flüssigkeit ist dann richtig, wenn beim Umdrehen der Flasche die Flüssigkeit aus dem Sauger tropft – und nicht im Strahl herausfließt. Ist kein Sauger mit einem kleineren Loch vorhanden, kann man die Menge der Milch in der Flasche verringern. Ist weniger Flüssigkeit in der Flasche, fließt sie langsamer aus dem Saugerloch.

Ist das Kind zu schwach, um die Milch aus einem Sauger mit einem kleinen Loch zu trinken, oder ermüdet es zu schnell, kann man als Alternative zu einem Sauger mit einem großen Loch mehrere kleine Löcher in den Sauger stechen. Dies hat den Vorteil, dass auch bei einem schwachen Saugen Milch aus dem Sauger fließt, der Milchfluss während der Saugpausen jedoch nicht so stark ist.

Die Firma Medela entwickelte einen Sauger, der nur während des Saugens die Milch durch das Loch lässt. Durch das lange Saugteil kann er aber nur bei reifen Babys eingesetzt werden (◘ Abb. 13.15).

Als Alternative zum Füttern mit der Flasche kann auch ein Brusternährungsset (◘ Abb. 13.16) verwendet werden. Dabei verbindet, wie in ◘ Abb. 13.17 zu sehen ist, ein dünner Schlauch den Milchbehälter mit der Brust. Das Ende des Schlauches wird an der Mamilla befestigt. Das Baby saugt an der Mamilla und erhält dabei die Milch über den Sondenschlauch.

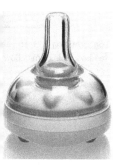

◘ Abb. 13.15 Sauger „Calma". (Mit freundlicher Genehmigung der Fa. Medela AG, Switzerland)

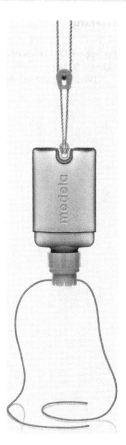

◘ Abb. 13.16 Brusternährungsset. (Mit freundlicher Genehmigung der Fa. Medela AG, Switzerland)

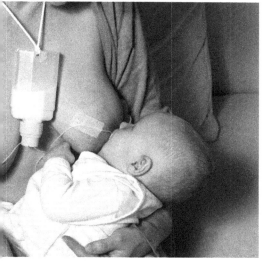

◘ Abb. 13.17 Baby mit Brusternährungsset. (Mit freundlicher Genehmigung der Fa. Medela AG, Switzerland)

Literatur

Furtenbach M (2011) Schnuller/Sauger: Logo-Thema. Fachz Berufsverb Logop Austria 1:13–16
Mathew O (1991) Breathing patterns of preterm infants during bottle feeding: Role of milk flow. J Pediatr 119(6):960–965

Die logopädische Therapie von Frühgeborenen nach den Prinzipien der entwicklungsfördernden, familienzentrierten Pflege

Daniela Biber

D. Biber, *Frühkindliche Dysphagien und Trinkschwächen*,
DOI 10.1007/978-3-642-44982-6_14, © Springer-Verlag Berlin Heidelberg 2014

14.1 NIDCAP („Newborn Individualized Developmental Care and Assessment Program")

In den 1990er-Jahren hat sich, initiiert von Heideliese Als, in Boston die Betreuung von Frühgeborenen vom rein medizinischen Versorgungsaspekt weiterentwickelt zu einem Konzept, in dem das Kind und seine Entwicklung im Vordergrund stehen.

Das Konzept des NIDCAP („Newborn Individualized Developmental Care and Assessment Program") beruht auf der Erkenntnis, dass unreife Frühgeborene einem hohen Risiko für Fehlentwicklungen des Nervensystems ausgesetzt sind – auf Grund der unnatürlich lauten und hellen Einflüsse ihrer extrauterinen Umgebung. Die Entwicklung des Gehirns ist nur teilweise genetisch bedingt. Bis zur 24. Schwangerschaftswoche sind die Proliferations- und Migrationsprozesse zwar abgeschlossen, und der zerebrale Kortex hat eine fertige neuronale Ausstattung, aber noch ist die Oberfläche des Gehirns glatt. Nun beginnt die Zeit des Wachstums, der Myelinisierung und Differenzierung der Nervenzellen. Die Gyri- und Sulci-Strukturen des reifen menschlichen Gehirns werden gebildet. Durch das Zusammenspiel von Entstehung und Untergang – zum einen Bildung zahlreicher Synapsen, zum anderen Eliminierung von bis zu 50 % der gerade entstandenen Nervenzellen und Synapsen durch programmierten Zelltod – wird die Plastizität des sich entwickelnden Gehirns bestimmt. Zu keinem anderen Zeitpunkt seiner Entwicklung ist das menschliche Gehirn so regenerationsfähig, aber auch so empfindlich gegenüber äußeren Störfaktoren (Linderkamp et al. 2009). Die Entwicklung des Gehirns ab der 24. Schwangerschaftswoche wird in ◘ Abb. 14.1 veranschaulicht. Deutlich sichtbar ist die Zunahme der Falten- und Furchenstruktur des zerebralen Kortex.

Durch die vorzeitige Geburt wird das Kind aus seiner natürlichen Umgebung herausgerissen und muss sich der extrauterinen Umgebung anpassen. Sehr unreife Frühgeborene sind in dieser Zeit der wichtigen Gehirnentwicklung zahlreichen unnatürlichen Reizen und medizinischen Eingriffen ausgesetzt. Je unreifer das Frühgeborene ist, desto höher ist das Risiko einer Fehlentwicklung des Nervensystems. Auf der Intensivstation ist das Kind gezwungen, wesentlich mehr Reize zu verarbeiten als im Mutterleib. Die Art und die Stärke der einwirkenden Reize beeinflussen die neuronale Entwicklung des Gehirns eines Frühgeborenen. Ungefilterte, laute Umgebungsgeräusche, hohe Lichtintensität, schmerzhafte Erfahrungen und medizinische Eingriffe können vom unreifen Gehirn nicht verarbeitet werden und beeinträchtigen die Entwicklung.

Nach dem Konzept der NIDCAP wird versucht, sich in der Betreuung des Frühgeborenen soweit wie möglich auf das Kind und seine Bedürfnisse einzustellen. „Minimierung der Intensivmedizin auf das unbedingt Notwendige und Maximierung der Zuwendung auf das maximal mögliche" lautet der Leitsatz dieses Konzeptes. Es umfasst eine genaue Beobachtung des einzelnen Kindes, um seine Belastbarkeit, seine individuellen Bedürfnisse, aber auch seine Grenzen kennenzulernen (Als et al. 1986,

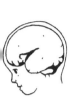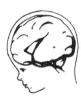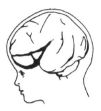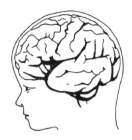

◘ **Abb. 14.1** Entwicklung des menschlichen Gehirns. (Adaptiert nach Cowan 1979; mit freundlicher Genehmigung von K. Biber)

1996). Durch eine entwicklungsfördernde Pflege verbessert sich die neurophysiologische Organisation des Gehirns. Etliche Studien belegen die bessere neurologische Langzeitentwicklung von Kindern, die nach der NIDCAP-Methode gepflegt wurden.

In Wien wird das Konzept der NIDCAP modifiziert angewandt und heißt dort WEFIB („Wiener Entwicklungsfördernde und Familienzentrierte Individuelle Betreuung"). Das Konzept sieht vor, dass einerseits die äußeren, stressverursachenden Reize minimiert werden und andererseits die physiologischen Reize gefördert werden. Das intensive Einbeziehen der Eltern in die Pflege des Kindes ist ein Schwerpunkt bei der entwicklungsfördernden und familienzentrierten Betreuung.

14.2 NIDCAP und logopädische Interventionen

14.2.1 Beobachtung des Kindes

Stress ist einer der wichtigsten Belastungsfaktoren des unreifen Kindes. Bei genauer Beobachtung des Frühgeborenen sieht man, ob sich das Kind gerade wohlfühlt und aufmerksam ist oder ob es Ruhe braucht. In der folgenden Übersicht (▶ Kasten) sind einige Verhaltensmuster aufgeführt, die signalisieren, dass ein Frühgeborenes gerade überfordert ist und in Ruhe gelassen werden möchte. Signalisiert das Kind, dass es eine Pause benötigt, muss auch der Therapeut darauf reagieren und dem Kind Ruhe gönnen. Weitere Stimulationen oder Fütterversuche überfordern das Kind in seinem momentanen Zustand.

Anzeichen für Stress bei Frühgeborenen
- Unregelmäßige Atmung, hohe Herzfrequenz
- Zittern, Seufzen, Nach-Luft-Schnappen

- Überstrecken des Körpers oder Schlaffheit
- Strecken der Extremitäten
- Spreizen der Finger, Herausstrecken der Zunge
- Wegdrehen des Kopfes
- Häufiges Gähnen
- Abwenden der Augen, fixiertes Starren
- Wimmern, schlaffes Schreien

14.2.2 Einhalten von Ruhezeiten

Frühgeborene haben ein hohes Schlafbedürfnis. Durch Bündelung von Pflegeaktivitäten, medizinischen Prozeduren und therapeutischen Interventionen werden Ruhezeiten für das Kind ermöglicht. Das bedeutet für die logopädische Therapie, dass sich der Zeitpunkt der Therapie an den Pflegerunden und an den Wachphasen des Kindes orientieren muss.

14.2.3 Reduktion von Licht und Lärm

Grelles Licht und Lärm sind eine der Hauptverursacher für Stress für das Frühgeborene. Vor allem ein plötzlicher Anstieg der Beleuchtung und hochfrequente Geräusche, z. B. der Alarm des Monitors, führen zu Schreckreaktionen beim Kind. Da Frühgeborene noch keine Adaptionsmöglichkeiten an Lärm haben, kommt es zu Störungen des gesamten Mechanismus. Dies kann sich durch Tachykardie, Bradykardie oder Zyanose äußern. Durch stressbedingte Muskelanspannung kommt es auch zu einem erhöhten Sauerstoffverbrauch (Verveur et al. 2010).

Auf den meisten Intensivstationen werden die Inkubatoren mit Tüchern abgedunkelt, und es wird versucht, den Umgebungslärm auf der Station auf ein Minimum zu reduzieren. Auch die logopädische Therapie soll in einem ruhigen Umfeld stattfinden, in dem keine grellen Lichtverhältnisse bestehen. Gespräche mit anderen Personen sollten nicht neben dem Bett des Kindes stattfinden. Laute, plötzliche Geräusche müssen vermieden werden. Braucht man für eine Untersuchung mehr Licht, werden die Augen des Kindes mit einem Tuch abgedeckt.

14.2.4 Geruchsinn

Starke Gerüche sind für ein Frühgeborenes besonders irritierend. Deswegen müssen Parfums und stark riechende Handcremes vermieden werden. Auch der intensive

Geruch von Desinfektionsmittel stellt für das Kind einen sehr unangenehmen Reiz dar. Nach der Händedesinfektion muss gewartet werden, bis der intensive Geruch schwächer geworden ist, bevor man das Kind berührt.

Im Gegenzug lieben die Frühgeborenen den vertrauten Geruch der Eltern und der Muttermilch. Der Einsatz von Muttermilch in der Therapie (z. B bei der intraoralen Stimulation oder bei ersten Trinkversuchen) wird vom Frühgeborenen viel eher akzeptiert, als für ihn fremde Flüssigkeiten wie Tee oder Fertignahrung.

14.2.5 Einbeziehen der Eltern

Die Eltern eng in die Pflege und Therapie mit einzubeziehen, ist ein wichtiges Element des WEFIB-Konzeptes. Die Eltern sind keine Besucher, sondern sie sind Spezialisten in der Betreuung des Kindes und unverzichtbare Partner in der Therapie. Gerade das Füttern ist Aufgabe der Eltern. Die Logopädin muss sie in die Therapie mit einschließen und ihre Kompetenzen stärken. Spätere Fütterstörungen sind bei Frühgeborenen deutlich häufiger als bei reif geborenen Kindern. Das liegt u. a. an einem gestörten Beziehungsaufbau zwischen Eltern und Kind. Essen ist jedoch Beziehungssache und soll für Mutter und Kind ein genussvolles Erlebnis sein.

Je früher die Eltern in die Therapie und das Füttern mit einbezogen werden, desto sicherer werden sie im Umgang mit dem Kind. Im Vordergrund stehen die Qualität des Trinkens und das Erleben des Beziehungskontaktes zwischen Eltern und Kind. Sein Kind zu „nähren" ist ein wichtiger Faktor in der Mutter-Kind-Beziehung. Das Füttern darf nicht in einen Konkurrenzkampf zwischen Logopädin oder Pflegepersonen und Mutter über die getrunkenen Milliliter ausarten. Das Tempo und die getrunkene Menge müssen an die Bedürfnisse des Kindes angepasst werden. Frühe Stillversuche und häufiges „Känguruhen" führen zu einem schnelleren oralen Nahrungsaufbau.

14.2.6 „Minimal Handling" und Lagerung

Unter „Minimal Handling" versteht man die Reduktion von zu viel Stimulation des Kindes. Routinemaßnahmen und Therapien werden auf das Notwendige beschränkt. Vorrangig sind Zeit und Ruhe für das Kind. Therapeutische Interventionen müssen gut überdacht werden, und vor jeder Therapieeinheit ist erneut abzuschätzen, ob eine Intervention für das Kind eine Überforderung darstellt. Ruhe ist besser als Überstimulation.

Vor der logopädischen Therapie müssen alle notwendigen Utensilien bereitliegen (Sauger, Schnuller, FingerFeeder˙, Milchflasche, Stoffwindeln etc.), um Therapieunterbrechungen zu vermeiden. Der Umgang mit dem Kind muss ruhig und klar sein. Eine Begrüßungsberührung signalisiert dem Kind, dass nun etwas mit ihm geschieht. Bei Lageveränderung des Kindes geben beide Hände dem Kind Sicherheit. Langsame und ruhige, dem Kind angepasste Bewegungen vermeiden Stressreaktionen und einschießende Reflexe.

Bei der Lagerung ist auf eine physiologische Beugehaltung zu achten. Frühgeborene lieben Begrenzungen wie im Mutterleib, um sich zu spüren. Dies kann im Inkubator durch Lagerungskissen, Hängematten und Felle erreicht werden. Auch in der Therapie ist eine begrenzende Lagerung wichtig.

14.3 Säulen der logopädischen Therapie von Frühgeborenen

Einzelne Therapieschritte sind in ▶ Kap. 11 und ▶ Kap. 12 genauer erklärt worden. Das folgende Kapitel stellt eine kurze Zusammenfassung möglicher Therapieschritte speziell bei Frühgeborenen dar.

Frühestens in der 32. Gestationswoche sind Frühgeborene fähig, mit der oralen Nahrungsaufnahme zu beginnen. Ob vor diesem Zeitpunkt eine logopädische Therapie oder Beratung stattfindet, ist individuell zu beurteilen.

Der erste Baustein für ein erfolgreiches Trinken ist die Vermeidung einer oralen Deprivation. Intensiver Körperkontakt mit den Eltern („Känguruhen"), eine physiologische Lagerung im Inkubator, bei der die Hände Kontakt zum Mund haben können, und das Einsetzen von nonnutritivem Saugen sind wesentliche Elemente, die schon vor Beginn des eigentlichen Fütterns eingesetzt werden sollten.

Während des Sondierens wird dem Frühgeborenen etwas Milch am Schnuller oder ein in Milch getränktes Wattestäbchen angeboten (◘ Abb. 14.2), damit der Geruchs- und Geschmackssinn stimuliert werden und das Kind einen Zusammenhang zwischen Sattwerden und oraler Aktivität erkennt.

Das nonnutritive Saugen ist in den meisten Fällen eine Voraussetzung für das Erlernen des Trinkens. Beherrscht das Kind das Saugen am Schnuller, bedeutet dies jedoch nicht, dass es auch fähig ist, das Schlucken der Milch mit der Atmung zu koordinieren. Erst wenn das Kind eine gewisse Reife für koordinative Fähigkeiten zeigt, kann es auch trinken. Frühestens ab der 32. Gestationswoche ist mit einem koordinierten Trinkverhalten zu rechnen. Kinder mit einem schwierigen medizinischen Verlauf, vor allem Kinder mit Atemwegserkrankungen, brauchen oft länger, bis sie zum Trinken bereit sind. Die Frühgeborenen müssen beim ersten Trinkversuch respiratorisch soweit stabil sein, dass sie keine Atemunterstützung mehr brauchen (maximal Sauerstoff über die Brille). Die Atemfrequenz in Ruhe sollte 70 Atemzüge pro Minute nicht überschreiten, da sonst das Trinken für das Kind zu anstrengend wäre. Die Bereitschaft zum Trinken muss für jedes Kind individuell überprüft werden (▶ Kap. 12.1).

Frühgeborene zeigen zu Beginn ein noch unreifes Saugmuster, und sie haben in den meisten Fällen Probleme bei der Saug-Schluck-Atem-Koordination. Bei einer normalen weiteren Entwicklung bestehen spätestens in der 40. Gestationswoche eine

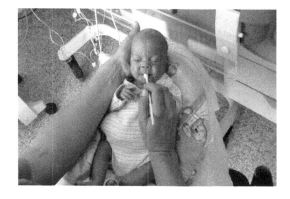

◻ Abb. 14.2 Während das Kind über die PEG-Sonde ernährt wird, nuckelt es an einem in Milch getränkten Wattestäbchen

normale Saugfrequenz (1-mal pro Sekunde), ausreichender Saugdruck und eine ausreichende Saugdauer (ungefähr 10 Saug-, Schluck- und Atembewegungen, dann eine kurze Pause) sowie nur gelegentliche Koordinationsprobleme.

Das Kind muss in einer möglichst ruhigen und störungsfreien Umgebung gefüttert werden. Eine optimale Lagerung beim Trinken ist der Ausgangspunkt für jede Therapie. Für manche Kinder ist es hilfreich, wenn sie in ein Tuch gewickelt werden; dabei müssen die Hände in der Körpermitte, nahe beim Gesicht, liegen (◻ Abb. 14.3).

Vor dem Trinken kann man dem Baby durch nonnutritives Saugen sowie taktile und olfaktorische Reize helfen, sich auf das Trinken vorzubereiten Das Füttern beginnt mit dem Auslösen des Suchreflexes. Das Fehlen dieses Reflexes kann bedeuten, dass das Frühgeborene noch nicht ausreichend wach oder noch nicht bereit zum Trinken ist. Durch Wickeln, Massage oder andere Stimuli kann man versuchen, das Kind in einen wacheren Zustand zu bringen. Der Sauger darf nur dann im Mund platziert werden, wenn das Kind durch Öffnen des Mundes Bereitschaft zum Trinken zeigt.

Auch die Form des Saugers und die Größe des Saugerlochs sind entscheidend (► Kap. 13). Das Loch des Saugers darf nur so groß sein, dass das Frühgeborene die Milchmenge koordiniert schlucken kann. Ein zu großes Saugerloch und damit eine zu hohe Milchflussrate erzeugen einen bedrohlichen Stress beim Kind. Das führt zu einem negativ geprägten Trinkerlebnis.

Verlängerte Schluckapnoen durch mehrere aufeinanderfolgende Schluckbewegungen sind bei Frühgeborenen ein Zeichen für eine Unreife der Schluck-Atem-Koordination. Je größer die Milchmenge im Mund, desto länger sind die Atempausen während des Schluckens, was wiederum zu einem Sauerstoffsättigungsabfall und zu Bradykardien führen kann.

Die Unterstützung von Wange und Mundboden während des nutritiven Saugens hilft manchen Kindern beim Mundschluss und beim Aufrechterhalten eines effektiven Saugmusters (► Abschn. 12.5).

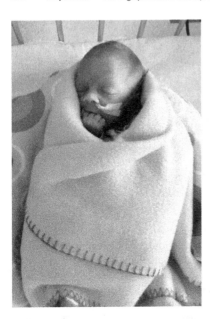

Frühgeborene brauchen längere Saugpausen für ein koordiniertes Schlucken. In diesen Pausen darf man nicht versuchen, durch Bewegen des Saugers im Mund oder andere Stimulationen das Kind zum Weitersaugen zu zwingen. Macht das Baby von selbst keine Pausen beim Saugen, kann man ihm durch Unterbrechen des Fütterns Zeit zum Schlucken und Atmen geben (▶ Abschn. 12.4.2). Frühgeborene mit Problemen bei der Saug-Schluck-Atem-Koordination profitieren beim Trinken auch von der erhöhten Seitenlage (▶ Abschn. 12.4.3).

Bei einer ausgeprägten orofazialen Hypotonie führt, wenn es das Frühgeborene toleriert, vor dem Trinken eine faziale und intraorale Stimulation zu einer Verbesserung des orofazialen Tonus und zu einer verbesserten Beweglichkeit.

Bei allen therapeutischen Interventionen ist auf die Signale des Kindes zu achten. Je nach Tagesverfassung und Wachheitsgrad muss jedes Mal neu entschieden werden, welche Maßnahmen erforderlich sind.

Das Arbeiten mit dem Kind muss für alle Personen, die an der Pflege und Betreuung des Kindes beteiligt sind, transparent gemacht werden, damit alle einheitlich vorgehen können: Das Kind sollte immer in der optimalen Haltung gelagert werden, es sollte immer der einmal ausgewählte Sauger verwendet werden, und alle therapeutischen Maßnahmen sollten auf die gleiche Weise durchgeführt werden.

Stillversuche der Mutter müssen, wenn es der Zustand des Kindes erlaubt, immer unterstützt werden. Meist ist die Menge, die das Frühgeborene an der Brust trinkt, geringer als die aus der Flasche. Der Vorteil ist jedoch, dass das Saugmuster an der Brust physiologischer ist und die Schluck-Atem-Koordination dem Frühgeborenen an der Brust weniger Probleme bereitet. Außerdem wird die Mutter-Kind-Beziehung beim Stillen gestärkt.

Die Beratung der Eltern nimmt einen zentralen Punkt in der Therapie ein. Dabei ist es erfahrungsgemäß wichtig, den Eltern den Druck zu nehmen, dass ihr Kind zu jeder Fütterzeit und um jeden Preis die Flasche austrinken muss. Manche Frühgeborene brauchen einfach mehr Zeit, bis sie dazu bereit sind, ihre gesamte Nahrungsmenge selbstständig zu sich zu nehmen. Dabei soll der Leitsatz gelten: „Ein Kind darf nie, mit keiner Methode, aus keinem Grund und unter keinen Umständen zum Essen gezwungen werden!"

Auch wenn die Möglichkeit zur oralen Nahrungsaufnahme maximiert werden soll, muss man das Füttern abbrechen, wenn für längere Zeit kein Saugen erfolgt ist oder wenn es Anzeichen für einen instabilen körperlichen Status gibt (Abnahme der Sauerstoffsättigung, Bradykardie, Apnoen oder Verlust des Muskeltonus).

Säulen der Therapie von Frühgeborenen
- Beratung der Eltern
- Interdisziplinäres Arbeiten
- Vorgehen nach den Prinzipien der entwicklungsfördernden, familienzentrierten Pflege
- Vermeidung oraler Deprivation
- Nonnutritives Saugen
- Unterstützung des Stillens
- Therapie und Trinkversuche je nach Entwicklungsalter und Zustand des Kindes
- Das Kind bestimmt Tempo und Menge des Trinkens
- Wahl eines geeigneten Saugers
- Sichere Lagerung
- Bei Bedarf Unterstützung von Wangen und Mundboden beim Trinken
- Orofaziale Stimulation, wenn notwendig

Literatur

Als H et al (1986) A synactive model of neonatal behavioral organisation: Framework for assessment of neurobehavioral development in the premature infant and for support infants and parents in the neonatal intensive care enviroment. Physical and Occupational Therapie in Pediatrics 6:3–55

Als H et al (1996) Effectivness of individualized neurodevelopmental care in the newborn intensive care unit (NICU). Acta Paediatrica Suppl 416:21–33

Cowan W (1979) The development of the brain. Sci Am 241:113–133

Linderkamp et al (2009) Entwicklungsschritte des fetalen Gehirns. Int J Prenatal and Perinatal Psychology and Medicine 21(1/2):91–105

Verveur D et al (2010) promoting family centered, individual care of newborn infants. Kinderkrankenschwester. Development 29(1):7–11

Stillen

Daniela Biber

D. Biber, *Frühkindliche Dysphagien und Trinkschwächen*,
DOI 10.1007/978-3-642-44982-6_15, © Springer-Verlag Berlin Heidelberg 2014

Die beste Form der Ernährung für Säuglinge ist das Stillen und somit die Muttermilch. Kommt ein Baby zu früh oder krank zur Welt, ist das Stillen anfangs in den meisten Fällen nicht möglich. Es vergeht oft viel Zeit zwischen der Geburt und dem ersten Anlegen an die Brust. Müttern, die ihr Kind später stillen wollen, wird in dieser Zeit geraten, die Milch abzupumpen, um den Milchfluss in Gang zu halten. Kinder, die in der ersten Zeit noch nicht trinken können, bekommen die abgepumpte Milch über eine Sonde.

Die Zusammensetzung der Muttermilch ist auf die Bedürfnisse des Säuglings abgestimmt und verändert sich im Laufe des Wachstums des Kindes. In den ersten Tagen nach der Geburt wird die Vormilch (Kolostrum) gebildet. Sie ist dickflüssig, klebrig und gelblich und enthält große Mengen an Antikörpern und Wachstumshormonen. Die Menge des Kolostrums ist zwar gering, jedoch in den ersten Tagen für das Baby ausreichend. In den folgenden 2 Wochen nimmt die Milchmenge stetig zu und verändert ihren Nährstoffgehalt: Eiweiß und Antikörper nehmen ab, Fett- und Zuckeranteile erhöhen sich. Nach 2 Wochen bildet sich die reife Muttermilch, die sich im Laufe der Zeit in Menge und Zusammensetzung den Bedürfnissen des Kindes anpasst.

Frauen, deren Kind vor der 32. Schwangerschaftswoche zur Welt kommt, produzieren eine spezielle Frühgeborenenmilch (Preterm-Milch), die sich in ihrem Nährstoffgehalt wesentlich von der Milch für reifgeborene Babys unterscheidet.

Muttermilch wird in der Regel vom Kind am besten toleriert. Sie stimuliert die Reifung und Peristaltik des Darmes, führt zu einer schnelleren Magenentleerung und zu geringeren Magenresten vor der nächsten Mahlzeit. Die enthaltenen Immunstoffe schützen das Baby vor Keimen und Infektionen.

Kann das Kind nicht von Anfang an gestillt werden, so sollte die Mutter innerhalb der ersten Stunden nach der Geburt mit dem Abpumpen beginnen. Das Pumpen veranlasst den Körper, mit der Milchproduktion zu starten. Auch wenn zu Beginn nur wenige Milliliter abgepumpt werden können, sind diese für das Kind wichtig.

Das Abpumpen der Milch ist für die Mütter oft nicht einfach, da Stress und Sorgen um das kranke Kind häufig die Milchmenge verringern. Auch ist das oft wochenlange Abpumpen der Milch eine mechanische Tätigkeit, die ohne Kontakt zum Kind erfolgen muss und mit dem „Stillen" des Kindes wenig zu tun hat. Mütter, die auch auf der Intensivstation einen engen Kontakt zu ihrem Kind haben können, also häufig „Känguruhen", haben meist weniger Probleme beim Abpumpen der Milch. Der innige Kontakt fördert den Stillerfolg. Jede Mutter, die stillen möchte, muss in ihren Bemühungen bestärkt werden, egal wie viel Milch sie produzieren kann.

15.1 Frühzeitiges Anlegen und nonnutritives Saugen

Abhängig vom Schweregrad der Erkrankung sollte das Kind schon möglichst früh die Möglichkeit bekommen, an der Brust zu üben. Auch wenn der Säugling noch nicht oral ernährt werden darf, ist das nonnutritive Saugen an der Brust ein erster wichtiger Schritt für eine gute Stillbeziehung. Im Idealfall darf das Baby während des Sondierens an der Brust nuckeln. So kann es Sättigung und orale Aktivität in Verbindung bringen. Darf das Kind nicht trinken, kann die Mutter vor dem Stillen die Brust leerpumpen.

Wenn das Kind noch nicht oder nur sehr schwach saugt, kann die Mutter ein paar Tropfen Milch ausdrücken und auf die Lippen des Kindes geben, die es dann ablecken kann. Das Kind erfährt auf diese Weise viele sensorische Stimuli. Geruch, Wärme und taktile Reize sind wichtige Erfahrungen für Mutter und Baby.

Das nonnutritive Saugen an der Brust ist bei Frühgeborenen schon ab der 28. Gestationswoche zu beobachten. Es zeigt beim Kontakt mit der Brust ein Suchen und Umschließen der Mamilla mit dem Mund sowie Saugbewegungen. Je intensiver der Kontakt mit der Mutter und je öfter das Baby die Möglichkeit zum nonnutritiven Saugen an der Brust erhält, desto schneller gelingt der Übergang zur oralen Ernährung und zu einem effektiven Stillen. Der innige Kontakt fördert die Mutter-Kind-Beziehung und auch die Milchproduktion der Mutter.

Die häufig geäußerten Bedenken, das Kind sei noch zu schwach zum Trinken an der Brust, können mit ruhigem Gewissen beiseitegeschoben werden. Babys trinken an der Brust vielleicht weniger, aber die Koordination ist wesentlich besser und die Sauerstoffsättigung stabiler. Das liegt daran, dass sich die Form der Brustwarze und der Milchfluss an die Saugkraft und Zungenbewegungen des Säuglings anpassen. Während der Trinkpausen bleibt die Mamilla zwischen Zunge und Gaumen flach gedrückt, und es fließt keine weitere Milch während der Schluck- und Atempausen in den Rachen. Der Milchfluss der Flasche ist jedoch kontinuierlich, und das Kind muss, während die Milch weiterfließt, schlucken und atmen, was häufig zu Verschlucken und Husten führt. In einer Studie von Blaymore-Bier (1997) konnte belegt werden, dass die Sauerstoffsättigung von Frühgeborenen beim Stillen wesentlich stabiler ist als beim Trinken aus der Flasche. Besonders Kinder mit Atemwegserkrankungen profitieren vom Stillen (Blaymore-Bier 1997). Der Einsatz von Muttermilch bei der intraoralen Stimulation und bei ersten Schluckversuchen ist sinnvoll, da das Kind Muttermilch instinktiv erkennt und darauf am besten reagiert.

15.2 **Stillpositionen**

Frühgeborene und kranke Säuglinge brauchen auch beim Stillen eine physiologisch angepasste, stabile Trinkposition. Je nach Schwierigkeiten und Bedürfnissen ist es sinnvoll, der Mutter verschiedene Positionen und Unterstützungsmöglichkeiten anzubieten.

Das Stillen sollte immer in einer ruhigen und entspannten Atmosphäre stattfinden. Die Mutter muss die Möglichkeit haben, bequem zu sitzen. Beim Anlegen des Kindes ist immer zu beachten, dass es so positioniert ist, dass der Körper der Mutter zugewandt ist (Bauch an Bauch). Ohr, Schulter und Hüfte des Kindes bilden eine Linie,

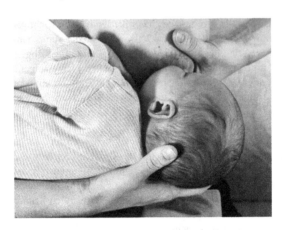

und das Baby muss den Kopf nicht zur Seite drehen, um an die Brust zu gelangen. Der Rücken und die Beine werden gut gestützt. Die Mutter stützt die Brust mit dem C-Griff; dabei liegt der Daumen oberhalb des Warzenhofs, die Finger liegen unterhalb (▢ Abb. 15.1). Der Zigarettengriff, bei dem Zeige- und Mittelfinger die Brust stützen, ist nicht geeignet, da dabei die Brust zu stark zusammengepresst und das Erfassen von ausreichend Brustgewebe verhindert wird.

Durch Berühren der Wange und der Lippen wird der Suchreflex ausgelöst. Sobald das Baby den Mund öffnet, wird es zur Brust herangezogen. Es ist wichtig, dass der Säugling nicht nur die Brustwarze, sondern auch genug vom Warzenhof im Mund hat, damit es die Milchseen optimal mit den Zahnleisten ausmassieren kann. Die Zunge schiebt sich über die untere Zahnleiste und das Kind beginnt, aktiv zu saugen. Der Mund ist dabei weit geöffnet, und die Lippen stülpen sich nach außen (▢ Abb. 15.2).

Der Saugrhythmus ist anfangs schnell und flach, um den Milchspendereflex anzuregen. Sobald die Milch fließt, saugt das Kind etwa 1-mal pro Sekunde und schluckt hörbar nach 1 oder 2 Saugbewegungen.

Anzeichen für ein ineffizientes Saugen sind ein nur leicht geöffneter Mund (Kussmund), eine eingestülpte Unterlippe und ein lang andauernder, schneller, flacher Saugrhythmus (2-mal pro Sekunde). Ein neuerliches Anlegen oder das Verändern der Stillposition hilft, dass das Baby die Brust besser erfassen kann. Schafft es das Kind – durch das flache, schwache Saugen – nicht, den Milchspendereflex zu aktivieren, kann die Mutter vor dem Anlegen die Brust sanft kreisförmig ausmassieren, damit die Milch leichter fließt. Auch ein Anpumpen der Milch bis zum Auslösen des Milchspendereflexes ist möglich.

Trinkt das Kind nur kurze Zeit und hat die Mutter ausreichend Milch, kann vor dem Stillen die Vordermilch abgepumpt werden, sodass das Baby beim Saugen an der Brust die kalorienreiche Hintermilch trinkt.

■ Abb. 15.2 Die Lippen
des Babys stülpen sich nach
außen

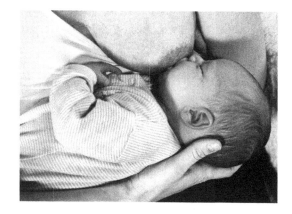

■ Abb. 15.3 Wiegegriff

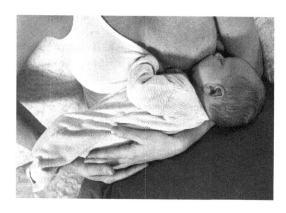

Wiegegriff Der Wiegegriff ist die häufigste Stillposition. Dabei ist der Bauch des Säuglings zum Bauch der Mutter gewandt. Ohr, Schulter und Hüfte bilden eine Linie. Die Nase ist auf Höhe der Brustwarze und der Kopf ruht in der Ellenbeuge. Der untere Arm des Kindes liegt unter der Brust oder an der Taille der Mutter. Die Mutter stützt mit ihrem Unterarm den Rücken. Die Füße sind durch die andere Hand gestützt oder liegen auf den Oberschenkeln oder einem Polster auf (**■** Abb. 15.3). Bei sehr starkem Milchfluss, bei dem das Kind Schwierigkeiten hat koordiniert zu schlucken, kann das Kind etwas schräger gelagert werden, sodass der Kopf deutlich höher liegt als die Beine.

Rückengriff Der Rückengriff eignet sich besonders für das Stillen nach einer Sectio, bei großen Brüsten oder flachen Brustwarzen. Auch für Kinder, die Probleme beim

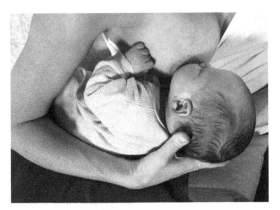

Ansaugen haben, ist diese Haltung geeignet. In dieser Position kann das Baby besonders gut geführt werden. Das Kind liegt seitlich neben der Mutter auf einem Stillkissen. Die Beine des Kindes zeigen zum Rücken der Mutter. Die Mutter stützt den unteren Teil des Kopfes (■ Abb. 15.4). Es ist wichtig, dass auf den Hinterkopf des Säuglings kein Druck ausgeübt wird, da das Kind dadurch den Kopf reflektorisch nach hinten beugt.

Frühgeborenengriff Dieser Griff ist dem Rückengriff ähnlich, nur wird das Kind an der gegenüberliegenden Brust angelegt. Er eignet sich für kleine Frühgeborene und saugschwache Babys, die Schwierigkeiten beim Erfassen, Ansaugen und Halten der Brust haben. Das Kind wird auf ein Stillkissen gelegt. Möchte die Mutter an der linken Brust stillen, so hält sie das Kind wie beim Rückengriff mit dem rechten Arm und führt es an die linke Brust. Die linke Hand der Mutter hält die Brust im C-Griff (■ Abb. 15.5).

Hoppe-Reiter-Sitz Das Kind sitzt auf dem Schoß der Mutter. Die Beine befinden sich rechts und links eines Oberschenkels der Mutter. Diese Position ist somit eher für größere Kinder geeignet. Der in ■ Abb. 15.6 dargestellte, 2 Wochen alte Säugling hat noch nicht genügend Stabilität für diese Position. Die Mutter stützt in dieser Position die Wangen des Kindes mit dem DanCer-Griff (■ Abb. 15.7). Kinder mit einer noch offenen Gaumenspalte können von dieser Stillposition profitieren, da durch die aufrechte Haltung die Milch nicht in den Nasenraum fließt. Allerdings muss dann das Kind durch Kissen ausreichend gestützt werden.

DanCer-Griff Für diesen Griff bilden Daumen und Zeigefinger der Mutter ein „U", in dessen Bogen der Unterkiefer des Babys liegt. Daumen und Zeigefinger liegen entweder an den Kiefergelenken oder ziehen die Wangen des Kindes leicht nach vorne

Abb. 15.5 Frühgeborenengriff

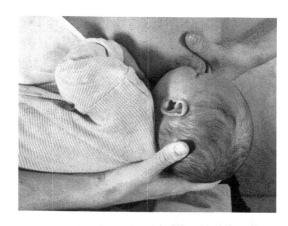

Abb. 15.6 Hoppe-Reiter-Sitz

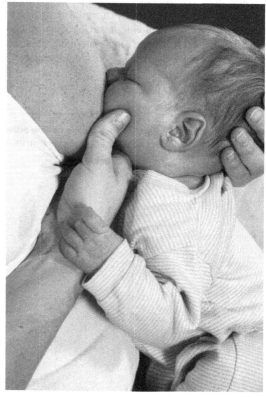

◘ Abb. 15.7 DanCer-Griff

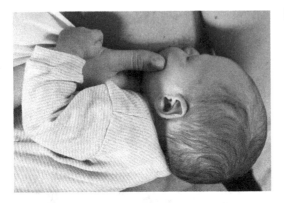

(◘ Abb. 15.7). Mit dem DanCer-Griff werden Wangen und Kiefer gestützt. Er ist geeignet für Kinder mit arrhythmischen, unstabilen oder asymmetrischen Kieferbewegungen und bei Kindern mit einer neurologisch auffälligen oralmotorischen Kontrolle.
Er stabilisiert bei fehlenden Saugpölstern die Wangen und führt zu koordinierteren
Saugbewegungen und einem besseren Mundschluss.

Literatur

Blaymore-Bier et al (1997) Breastfeeding infants who were extremely low birth weight. J Pediatrics
    100(6): (http://pediatrics.aappublications.org/content/100/6/e3.full.pdf [Zugriff: 26.2.2014])

15

Sondenernährung und Sondenentwöhnung

Daniela Biber

D. Biber, *Frühkindliche Dysphagien und Trinkschwächen*,
DOI 10.1007/978-3-642-44982-6_16, © Springer-Verlag Berlin Heidelberg 2014

Ist ein Kind aus verschiedenen Gründen nicht in der Lage, ausreichend Nahrung über den Mund aufzunehmen, wird es parenteral oder enteral ernährt. Die Indikation für eine Sondenernährung muss immer individuell angepasst werden. Angeborene Fehlbildungen wie Atresien, extreme Frühgeburtlichkeit, Schluckstörungen mit Aspiration, schlechter Allgemeinzustand wie nach Herzoperationen, Schädelhirntraumen oder onkologischen Erkrankungen und kontrollierte Einfuhr bei Stoffwechselstörungen machen eine künstliche Ernährung vorübergehend oder auch längerfristig notwendig. Eine kindliche Essverhaltensstörung oder eine Fütterstörung stellen primär keine Indikation für eine Sondenernährung dar, sondern müssen interdisziplinär behandelt werden (Dunitz-Scheer 2004).

Bei der parenteralen Ernährung erfolgt die Nährstoffzufuhr mittels Infusion über einen Venenkatheder. Diese Art der künstlichen Ernährung ist aber nur für einen kürzeren Zeitraum geeignet, da sie stark von der normalen Ernährung abweicht. Bei der enteralen Ernährung wird das Kind unter Umgehung der oberen Speisewege mittels einer Sonde ernährt. Je nach Zugangsart und Lage der Sondenspitze gibt es verschiedene Möglichkeiten zur enteralen Ernährung. Welche Sonde am besten geeignet ist, hängt vor allem von der Grunderkrankung und dem Zustand des Kindes ab. Alle Formen der Sondenernährung setzen eine gewisse Funktionsfähigkeit des Magen-Darm-Traktes voraus.

16.1 Sondenarten

Bei der Nasogastralsonde wird ein dünner Schlauch durch die Nase über den Ösophagus in den Magen geschoben. Diese Art der Sondierung wird bei einer voraussichtlich kurzen Verweildauer eingesetzt. Unreife Frühgeborene und Kinder, bei denen ein oraler Nahrungsaufbau zu erwarten ist, werden mit einer Nasogastralsonde versorgt. Der Vorteil ist, dass diese Sonde leicht gesetzt werden kann. Der Nachteil – vor allem bei Säuglingen – ist, dass durch die Sonde ein Nasenloch verlegt wird, und es dadurch zu Problemen mit der Atmung kommen kann. Wird die Sonde über den Mund eingeführt, spricht man von einer Orogastralsonde. Sie erleichtert die Nasenatmung, führt aber wiederum zu einer Beeinträchtigung der Oralmotorik.

Als weitere Komplikationen einer Magensonde können Irritationen beim Schlucken und eine Verlangsamung des Schluckaktes auftreten. Durch die Dehnung der Ösophagussphinkter neigen manche Kinder auch zu einem gesteigerten Reflux. Durch Reizung der Schleimhäute in der Nase, dem Pharynx und dem Larynx kann es zu Druckschädigung, Schmerzen und Sensibilitätsstörungen kommen. Dies wiederum führt zu einer Verminderung der Schluckfrequenz. Aus diesen Gründen kann eine Magensonde eine Dysphagie verstärken oder auch auslösen (Bartolome et al. 1999).

Dunitz-Scheer empfiehlt, dass die Liegedauer einer Magensonde höchstens 1 Monat betragen sollte (Dunitz-Scheer et al. 2001). In der Praxis sieht man aber immer wieder Kinder, die sogar über mehrere Jahre mittels Nasensonde ernährt werden.

Die nasoduodenale und die nasojejunale Sonde reichen bis in den Dünndarm und werden gelegt, wenn eine erhöhte Gefahr einer Aspiration von Reflux von Mageninhalt oder eine Magenentleerungsstörung besteht. Diese Sonden werden vom Arzt endoskopisch gelegt. Die Nahrung muss allerdings kontinuierlich über eine Ernährungspumpe gegeben werden, da die Speicherfunktion des Magens fehlt.

Wenn ein Kind für einen längeren Zeitraum enteral ernährt werden muss oder der Einsatz einer transnasalen Sonde nicht möglich ist, kann stattdessen eine perkutane Ernährungssonde gelegt werden. Die häufigste Form ist die perkutane endoskopisch-kontrollierte Gastrostomie, die sog. PEG-Sonde. Hierbei wird durch die Haut der Bauchdecke ein Zugang von außen in den Magen gelegt. Der Vorteil der PEG-Sonde ist, dass sie unter der Kleidung nicht sichtbar ist und keine Belastung für Nase, Rachen, Kehlkopf und Speiseröhre darstellt. Das Schlucken wird nicht behindert, und die Gefahr von Reflux wird minimiert. Der Nachteil ist, dass das Setzen der PEG-Sonde nur unter Narkose erfolgen kann erfolgen kann, Entzündungen am Stoma auftreten können und sich dort auch Granulationsgewebe bilden kann.

16.2 Auswirkungen einer Sondenernährung auf das Kind

Die Sondenernährung ist eine lebenserhaltende Maßnahme für Kinder, bei denen eine ausreichende orale Nahrungsaufnahme nicht möglich ist. Sie bringt jedoch viele Nachteile und Nebenwirkungen mit sich (Wilken u. Jotzo 2011). In der Therapie ist es notwendig, möglichst frühzeitig den Nachteilen der Sondenernährung entgegenzuwirken.

Essen und Trinken ist ein Lernprozess. Wenn schon direkt nach der Geburt mit der Ernährung über die Sonde begonnen wird, hat der Säugling keine Möglichkeit, die vorhandenen Reflexe zu nutzen und das Trinken zu üben. Der orale Bereich erhält keine Stimulationen, und die fehlenden Erfahrungen hindern die weitere Entwicklung der orofazialen Motorik. Positive sensorische Reize bleiben aus, und die Sensibilität wird oft durch negative orale Erfahrungen geprägt.

Der Zusammenhang zwischen oraler Nahrungsaufnahme und Bedürfnisbefriedigung ist für die Kinder nicht nachvollziehbar. Die Verbindung Hunger – Essen – Sättigung ist nicht vorhanden (Wilken u. Jotzo 2011). Viele Kinder entwickeln bei langandauernder Sondenernährung kein Hungergefühl. Ein gesunder Säugling signalisiert Hunger, worauf die Betreuungsperson reagiert und es füttert. Diese selbstgesteuerte Nahrungsaufnahme fehlt sondierten Kindern. Sie bekommen keinerlei Autonomie über ihr Essverhalten und werden sondiert, ohne Einfluss auf die verabreichte Menge nehmen zu können (Oberleitner 2009).

Das Füttern eines Kindes ist ein interaktiver Balanceakt zwischen dem Kind und der fütternden Person (Dunitz-Scheer 2004). Wird das Kind über die Sonde ernährt, sind das Versorgen mit Essen und das Nähren des Kindes eine mechanische Handlung. Beim Sondieren fehlen Körperkontakt und Zuwendung wie beim Stillen oder Füttern mit der Flasche. Das Füttern bedeutet aber auch Kommunikation; es stellt gerade bei Frühgeborenen und auch bei schwer behinderten Kindern eine der wenigen Möglichkeiten zur Kontaktaufnahme dar.

16.3 Sondenabhängigkeit

Bei manchen Kindern gelingt der Übergang zu einem selbstständigen Essen nicht, obwohl kein medizinischer Grund für eine Sondenernährung mehr vorhanden ist. Vor allem Säuglinge, die sofort nach der Geburt mit einer Ernährungssonde versorgt wurden, brauchen lange, bis sie ein selbstreguliertes Trinken erlernen. Das Kind hat noch keine positiven Erfahrungen mit oralen Sinnesempfindungen gemacht, oder es leidet unter konstanter Übersättigung. Älteren Kindern fehlt die Motivation, Essen zu probieren, zu berühren und aufzunehmen (Dunitz-Scheer 2001). Auch ist es für viele Eltern schwierig, nach einem langen Klinikaufenthalt eine natürliche Fütterbeziehung zu ihrem Kind aufzubauen.

Für die Eltern des Kindes ist es besonders belastend, wenn sie wissen, dass ihr Kind zwar essen könnte, aber es einfach nicht will. Der Versuch, das Baby zu füttern, wird zum zunehmenden Kampf und löst bei den Eltern widersprüchliche Gefühle aus. Neben der Angst um die Gesundheit des Kindes entstehen Selbstzweifel und auch Zorn (Schwarz-Gerö 2012). Eltern versuchen mit verschiedenen Strategien, Nahrung in ihr Kind zu bekommen, indem sie z. B. versuchen, das Baby im Schlaf zu füttern, da in diesem Zustand die Ablehnung geringer scheint, oder sie versuchen, mit Ablenkungsmanöver doch den einen oder anderen Löffel Brei in den Mund des Kindes zu schieben. Doch diese Strategien führen – genauso wenig wie Druck oder Erpressung – nicht zum Ziel, sondern vergrößern letztendlich das Problem der Fütterstörung (Schwarz-Gerö 2012).

An vielen Kliniken führen halbherzige, kurzfristige Versuche der Sondenentwöhnung und rasches Wiedersondieren, aber auch fehlende therapeutische Strategien letztlich oft zu einer Sondenabhängigkeit oder einer Sondendependenz.

Um eine Sondenabhängigkeit zu vermeiden, ist es daher wichtig, nach Ablauf der medizinischen Notwendigkeit das Kind möglichst rasch von der Sonde zu entwöhnen. Dies gestaltet sich im klinischen Alltag oft schwierig, da vor allem bei frühgeborenen Kindern eine gewisse Mindestmenge an Kalorien erreicht werden muss, um eine ausreichende Gewichtszunahme zu gewährleisten.

16.4 Sondenentwöhnung

Der Prozess der Sondenentwöhnung verlangt ein interdisziplinäres Vorgehen. Das alleinige Arbeiten an der Oralmotorik ist auf Grund der oben beschriebenen Vielfältigkeit des Problems nicht zielführend. Vielmehr ist ein Zusammenarbeiten verschiedener Berufsgruppen notwendig, die das Kind und die Eltern im Übergang zur oralen Ernährung begleiten.

Das Grazer Modell zur Sondenentwöhnung unter der Leitung von Prof. Dr. Marguerite Dunitz-Scheer und die Sondenentwöhnung an der Station für Säuglingspsychosomatik im Wiener Willhelminenspital unter Dr. Josephine Schwarz-Gerö beruhen auf der Etablierung und Verbesserung der Selbstregulationsfähigkeit des Kindes. Das Ziel ist eine positive Fütterbeziehung zwischen Eltern und Kind und eine selbstregulierte, sichere orale Nahrungsaufnahme des Kindes. Die Beendigung der enteralen Zufuhr bei Therapiebeginn ist Bedingung für das Erreichen einer selbstständigen oralen Nahrungsaufnahme. Parallel dazu werden Eltern und Kind auf medizinischer und psychologischer Ebene begleitet und von Physiotherapeuten, Ergotherapeuten, Diätassistenten und Logopäden unterstützt. Mit Hilfe von videounterstützter Interaktionsdiagnostik, Psychotherapie und interdisziplinärer Begleitung erhalten Eltern und Kinder Hilfe auf dem Weg zu einem sondenfreien und selbstregulierten Essverhalten.

16.5 Logopädische Interventionen während einer Sondenentwöhnung

Um eine Sondenabhängigkeit zu vermeiden, ist eine frühzeitige Begleitung der Säuglinge und deren Eltern ausschlaggebend. Das Anbieten von positiven oralen Erfahrungen, Geschmackserlebnissen und das Etablieren des nonnutritiven Saugens bei sehr kleinen Babys sind wichtige Schritte, um eine orale Deprivation und damit eine orofaziale Responsibilitätsstörung zu verhindern. Das Anbieten von kleinen Mengen an Nahrung und das Stimulieren von oraler Aktivität während des Sondierens hilft den Kindern, einen positiven Zusammenhang zwischen Sattwerden und oraler Aktivität herzustellen. Gleichzeitig müssen orofaziale Funktionen durch Stimulation aufrechterhalten werden. Je nach Ausprägung der Schluckstörung muss sehr frühzeitig mit dem Anbieten von Nahrung begonnen werden. Auch Kinder mit einer Schluckstörung mit Aspirationsgefahr müssen das Schlucken erlernen. Das Ziel, richtig zu schlucken, kann nur durch intensives Üben des Schluckens erreicht werden. Daher ist es in einem kontrollierten Setting notwendig, geeignete Nahrungsmengen anzubieten und eine intensive intraorale Stimulation durchzuführen.

Elternberatung stellt einen wichtigen Teil in der logopädischen Therapie dar. Neben der Vermittlung von Anleitungen zur richtigen Lagerung des Kindes und zu Füttertechniken sind die Begleitung und das Miteinbeziehen der Eltern sowie das Stärken ihrer Kompetenz wichtige Faktoren zur Vermeidung von Sondenabhängigkeit. Bei der gezielten Sondenentwöhnung ist die logopädische Therapie nur ein Teil der gesamttherapeutischen Maßnahmen; sie wird bei funktionellen Problemen im Bereich der Nahrungsaufnahme herangezogen.

Eine wichtige Rolle bei der Logopädie spielen die Diagnostik der orofazialen Sensomotorik und das Beurteilen einer möglichen Dysphagie. Das Beobachten der Füttersituation gibt Auskunft über Körperhaltung, (nonverbale) Kommunikation und Interaktion zwischen Eltern und Kind. Im Weiteren werden die kommunikativen Fähigkeiten des Kindes beurteilt.

Je nach Störungsbild werden Therapieinhalte und Therapieziele festgelegt und mit den Eltern besprochen. Therapiemöglichkeiten wurden in ▶ Kap. 11 und ▶ Kap. 12 ausführlich besprochen. In der folgenden Übersicht (▶ Kasten) sind mögliche logopädische Interventionsmaßnahmen bei Kindern während einer Sondenentwöhnung noch einmal aufgezählt.

> **Mögliche logopädische Interventionen während einer Sondenentwöhnung**
> - Genaue Diagnostik der orofazialen Sensomotorik und des Schluckens
> - Elternberatung
> - Orofaziale Stimulation zur Verbesserung orofazialer Funktionen
> - Intraorale Stimulation
> - Tonusregulierung und Fazilitation physiologischer Bewegungsabläufe
> - Vermittlung von gezielten Schlucktechniken (erst bei größeren Kindern möglich)
> - Anpassen der Nahrungskonsistenz
> - Korrektur der Lagerung bei der Nahrungsaufnahme
> - Verbesserung der intraoralen Wahrnehmung
> - Abbau von Hypersensibilität
> - Förderung einer selbstbestimmten, selbstregulierten Nahrungsaufnahme
> - Verbesserung kommunikativer Fähigkeiten

Literatur

Bartolome et al (1999) Schluckstörungen: Diagnostik und Rehabilitation, 2. Aufl. Urban & Fischer, München

Dunitz-Scheer M (2004) „Essen oder nicht Essen, das ist hier die Frage" Sondenernährung in der frühen Kindheit: Das Grazer Modell. Pädiatrie & Pädologie 6:1–10

Dunitz-Scheer M et al (2001) Sondenentwöhnung in der frühen Kindheit. Monatsz Kinderheilkd 149(12):1348–1359. doi:10.1007/s001120170022

Oberleitner S (2009) Logopädische Intervention im Rahmen der Sondenentwöhnung am Beispiel des Grazer Modells. Diplomarbeit, Universität Graz

Schwarz-Gerö J (2012) Baby, warum isst du nicht? Patmos, Ostfildern

Wilken M, Jotzo M (2011) Frühkindliche Fütterstörung und Sondenentwöhnung. In: Frey S (Hrsg) Pädiatrisches Dysphagiemanagement. Eine multidisziplinäre Herausforderung. Elsevier, München, S 123–134